幸福的心理高手

主　编　胡佩诚　周生来　朱　凯
副主编　吴培基　刘宗雨　李　红　李晓菊
编　者　（按姓名汉语拼音排序）
何晓蕾　胡佩诚　李　红　李晓菊
刘宗雨　吴培基　杨　茜　杨　睿
周生来　朱　凯

北京大学医学出版社

XINGFU DE XINLI GAOSHOU

图书在版编目（CIP）数据

幸福的心理高手 / 胡佩诚，周生来，朱凯主编. —
北京：北京大学医学出版社，2021. 12
ISBN 978-7-5659-2504-7

Ⅰ. ①幸… Ⅱ. ①胡… ②周… ③朱… Ⅲ. ①心理健康－通俗读物 Ⅳ. ① R395.6-49

中国版本图书馆 CIP 数据核字（2021）第 192207 号

幸福的心理高手

主　　编：胡佩诚　周生来　朱　凯
出版发行：北京大学医学出版社
地　　址：（100191）北京市海淀区学院路 38 号　北京大学医学部院内
电　　话：发行部 010-82802230；图书邮购 010-82802495
网　　址：http: //www.pumpress.com.cn
E-mail：booksale@bjmu.edu.cn
印　　刷：中煤（北京）印务有限公司
经　　销：新华书店
策划编辑：王凤廷　董采萱
责任编辑：靳　奕　　责任校对：靳新强　　责任印制：李　啸
开　　本：889 mm × 1194 mm　1/32　印张：8.125　字数：154 千字
版　　次：2021 年 12 月第 1 版　2021 年 12 月第 1 次印刷
书　　号：ISBN 978-7-5659-2504-7
定　　价：35.00 元

主编简介

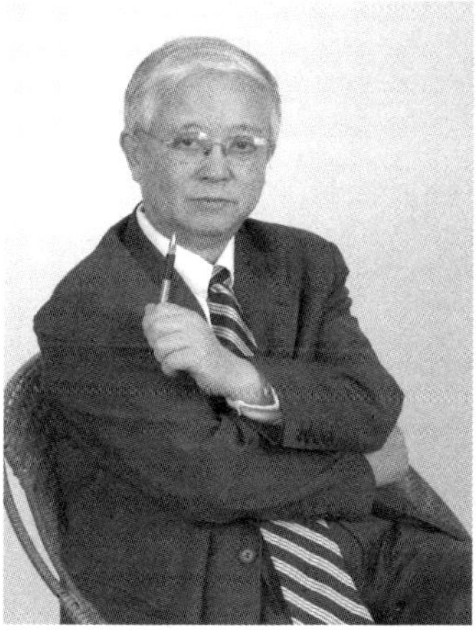

胡佩诚，北京大学医学人文学院医学心理学系教授、心理医生、博士生导师。中国中医药信息学会漂浮疗法分会会长，曾任中国高等教育学会医学心理学教育分会会长、亚洲大洋洲性学会会长、《中国性科学》杂志主编等。

曾主持30余项国内外科研项目，主编或参编学术论著170余部，发表中英文学术文章200余篇。由于在科普领域的杰出贡献，2002年获得中国共产党委员会宣传部等三部委颁发的全国科普工作先进工作者奖。2005年获得北京大学“学生最喜爱的教师”称号，2007年获得国务院政府特殊津贴，2008年获得学界的至高奖项——赫希菲尔德奖，2010年获得北京大学医学部教师的最高荣誉——桃李奖。

1984年以来，胡佩诚坚持工作在综合医院的心理咨询与治疗第一线，进行大众心理健康讲座，在心理治疗与督导等方面积累了丰富的临床经验。

前 言

我是怀着一种激情来编写本书的。因为有太多的话要讲，有太多的故事要说。

作为北京大学医学人文学院医学心理学系的一名老教授，学了一辈子，在北京大学学医学，在清华大学学社会科学，在北京师范大学学心理学；教了一辈子书，在农村教中学生，更教了数不清的大学生、研究生；做了一辈子的医生，在农村当赤脚医生，在三甲医院做心理医生；走过了五十多个国家。听了太多的故事，见证了太多人的成长。我愿意把这些东西写出来，供大家阅读、借鉴。

新冠肺炎在全球肆虐，更加激发了我写作的欲望。它再次将心理健康服务推到了“前台”，社会急需心理学家提供心理健康的方法与手段。时代给予我们这种期望，中国心理界应不负使命。

2016 年，卫生与健康大会提出要发展心理健康服务。22 个国家部委的文件要求把心理健康服务中国“全覆盖”。作为心理健康领域的工作者，将心理健康的常识教给大众，我义不容辞。目前，大众还太缺少健康管理的知识来帮助他们全面战胜疾病。健康管理工作有预防、保健、诊断、治疗、康复五大环节，但最为重要的是第一环节。心理健康管理虽然也包含5个环节的工作，但其工作的主要领域处于人体疾病预防的“第一梯队”：一个人拥有强大的内心、健康的心理，才能少得病、不得病。

心理健康有太多的知识、太多的内容，一本小书难以完成这个重任。将这些内容编写成一本通俗读物，需要精炼和升华，让大众懂得其中最关键的内容。鉴于此，本书提出了一个创新的设想——实现心理健康的十大秘诀。这是心理健康的关键环节，包括100个亮点。它们能点亮你心中谜团的答案，助你走向健康而幸福的人生！抓住这十大关键环节，可以帮助自己建立一个良好强大的内心，从而坦然面对各种挫折与压力。在充满挑战的世界里，顽强生活，成为心理高手，立于不败之地。

作为心理健康的教育工作者，我因几百场的上百万名听众听过报告，并大有收获而宽慰；作为临床工作者，面对数万名来访者，看到他们痛苦而来高兴而去，我甚感欣慰；作为乒乓球爱好者，由于具有较好的心理素质与技术，在自己67岁时战胜了匈牙利前世界冠军，我为之欣喜；作为书法爱好者，书法作品得以在全球巡展，我为之愉悦。我愿意把这些促进心理健康的科学方法与人们分享，从而让更多的人获得人生中更好的幸福体验！

本书在编写过程中，获得了周生来院长（安贞医院原副院长）、朱凯博士的全力支持。北京大学吴培基老教授的参与、李晓菊贡献的中国画巨作也使本书增色不少。乒乓球国家级运动健将刘宗雨的认真修改，3 位前期策划者与编者——杨茜、杨睿、何晓蕾的全情投入，以及陶凤霞、王琳、马洁宇的赐稿，终于使本书得以完满。最后，要感谢我的老伴吴爱兰（北大医学英语教师）对本书多处的分析评价。在这里，我也特别欢迎读者提出批评与建议。

我到过很多地方讲课，不少学生问过这样的问题："老师，您是怎样保持鹤发童颜的呢，能不能透露点秘密？"当时，我未能回答，因为感到一两句话无法解释清楚。我想本书正是揭开这个秘密的读本。请大家关注这本书吧，希望大家能从中找到答案！祝我们人人都能成为幸福的心理高手！

胡佩诚于北京

2020 年 6 月

目 录

秘诀一

关注心理健康

秘诀内核

知晓天下事，并不是每个人人生的必需。但是要活出精彩，享受幸福，并在某一个领域取得成功，却需要看懂世界，了解历史。在中国人追求“中国梦”的今天，在世界进入“人类命运共同体”的时代，在“信息爆炸”“人人都是自媒体”的环境中，在新冠疫情袭击中国与世界的时刻，找准自己的定位，跟上时代的步伐，甚至走在历史大潮的前列，实有必要。心理健康的第一要诀是：

纵观古今中外

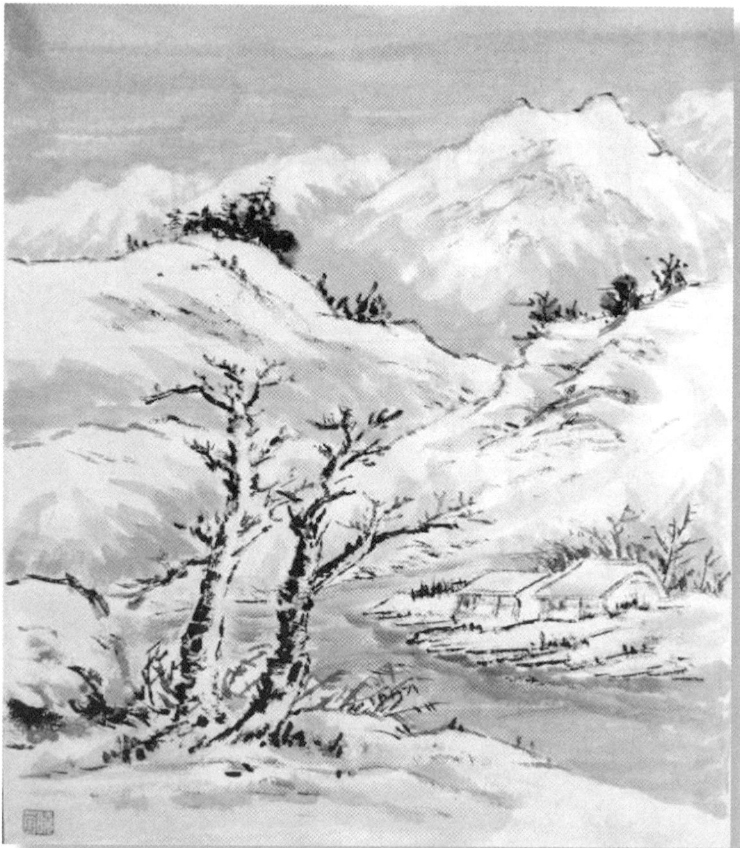

下面我们来看看，在人类健康的历史中，世界上究竟有哪些值得我们关注的事件吧！

一、突发事件真原因

随着媒体信息的爆炸性发展，人们几乎每天都可以听到一些极端案例的报道，如大规模枪击事件、残忍的伤医事件、某客机的副驾驶开着飞机撞向山头的事件等。进一步找寻原因时，发现行凶或操纵者竟然是精神疾病患者。在我们的日常生活中，也经常见到此类的例子：

某些人在一些特殊事件后，如怀疑爱人出轨，就不想再上班，在家中大吵大闹。某些孩子因一些原因，如被老师批评后不开心或与同学有纠葛，而再也不去上学。国外留学的孩子每天打电话或视频连线回国，抱怨种种不高兴的事，父母花重金望子成龙却不得不退学……

以上事件，经调查与核实发现都与心理和精神障碍有关。

心理与精神障碍是突发事件发生的重要原因！

二、科学探究之奥秘

心理是什么？精神又是什么？它们为什么会出问题？心理与精神在英文中都为“mental”，都是指脑功能，可以通用；但实际上，二者又有很大的区别。一般说来，心理大多数用来描述正常状态，精神则大多用来描述异常状态。但是，人类目前还不能完全解释大脑的一些谜团，因此，心理与精神是当代人类正在研究与攻克的最为重要的一个领域。

在庆祝 *Science*《科学》创刊（1880 年）125 周年之际，*Science* 发布了 125 个最具挑战性的科学难题，号召科学家们去攻破。简单归纳、统计这 125 个问题：其中有关生命科学的问题占 46%，有关认知心理科学的问题占 9%。从问题分布也可以看出，心理与大脑科学是当代人类面临的特大难题之一。

目前，人类几乎可以将所有的器官成功移植，唯一难以做到的就是脑移植。2017 年，哈尔滨医科大学的医生成功地在尸体上完成了移植工作。但它只是一次手术过程，若运用到人身上，其中的一个难点——神经组织无法再生还未得到解决。要越过脑移植的大关，人类还需经过艰苦的探索。人工智能领域非常活跃，许多机器人应运而生。但是要让它们广泛地取代人的功能，恐怕还要有很长的路要走。

从另一个角度看，心理很难被研究的原因是人们不愿意与医生谈及，特别是我国民众不愿意公开讨论与自己心理有关的话题。他们觉得这涉及个人隐私，难于启齿，连对家人甚至父母也不愿意讲。久而久之，想法长期闷在自己心里，终会成疾。这样，心理和精神疾病的发病率自然会增高，但就医率反而不高。随着现代化进程的快速推进，人们在观念上有了一定的变化。特别是2016年全国卫生与健康大会的召开，将心理健康提到前所未有的高度。开始思考自己在心理上是否出了问题，从而寻求心理学家帮助的人不断增多。

大脑与心理的奥秘最需要攻破！

三、百年诞生新观念

1948年，世界卫生组织成立，成为了世界人民医疗保健事业的领导者。在世界卫生组织成立的两年后，一大批来自世界各地的专家们，经过极其认真的讨论，正式向世界推出了健康的新概念，即“三维大健康”的概念：人的真正健康，不能仅仅是没有疾病和身体的虚弱，而应该是在生物心理和社会上处于良好的状态。

这像一个重磅“炸弹”，打破了人们传统的单纯维护躯体健康而忽视精神健康的错误理念，也掀起了世界范围内的健康革命。但是遗憾的是，当时的中国正处在百废待兴的时代，我们正在查封北京的“八大胡同”，消灭性病等危害极大的传染病。我们与世界的联系还非常少，特别是与一些发达国家相比，还存在许多观念上的差距，自然并不了解世界卫生领域的新概念。

1977年，《科学》登出的一篇文章提出，现代社会的医疗方式应摒弃旧的、传统的医学模式，不应仅关注生物医学，

而应该把生物 - 心理 - 社会医学模式作为最新方向。此概念的发表，把世界医学领域的变革推进到了崭新的高度。

“三维健康”突破传统观念。

四、人类医疗的雏形

为什么说生物 - 心理 - 社会医学模式是医学新高度呢，这还要退回到人类历史的源头。

大约 1 万年前，人类还处于刀耕火种的原始社会，生产力十分低下。自然，医疗也不可能先进，历史学家称其为“神灵主义时代”，很多“巫医”“巫婆”“神汉”在看诊。

笔者曾经接手过这样一个病例：一个女婴出生后 6 天内一直不喝奶，但家处深山老林，又正值大雪封山，通向医院的道路不通，村里也没有医生。女婴的父母只好请了当地的一位“巫婆”来看病。该“巫婆”已有 60 多岁，对该女婴实施了 5 天的叫天呼地的“表演治疗”，女婴照样纹丝不动、不吃不喝。笔者当时恰巧跟随一个医疗队进驻该山屯，被请去诊治该女婴。经过仔细的全身检查，未发现她患有先天性消化道闭锁等严重躯体疾病，可以初步判断不喝奶很可能为功能性问题。笔者于是大胆采用了针灸与捏脊的办法，让此女婴第二天便开始喝奶。她的父母高兴极了。笔者成功地治疗了女婴，自然高兴，但更为重要的是看到了一幕“巫医”在我国偏远山区行医的真实场景。

神灵主义的医学模式目前在世界的许多角落，仍有迹可寻。虽然它可能会看似取得一定的疗效，但其背后往往缺乏科学的理论。

人类医疗雏形仍有迹可循！

五、近代医疗的演变

人类历史的车轮会滚滚向前。在3000多年前，医学进入了“自然哲学时代”。此时的医学秉承着“天人合一”的理念，也应用了许多自然界的物质，包括花、草，甚至石头。医者发现它们均有一定的治疗与保健的作用，于是用来为民众治病。医疗的思想也是以朴素的哲学观来分析疾病，如“阴阳五行，相生相克”。此时也是中医诞生的时代，《黄帝内经》的出现为其显著标志。中国的现代医学也充分肯定中医的成果，并不断将其继承发扬。

与中医出现于同一时期的西方医学，也有着非常相似的理念与做法，这就是“同种治疗”。中国的某些学者，将其称为“顺势疗法”。其主要的治疗方法也是使用植物、动物、矿物质等自然界原始的材料，将其当作药物来治病；手段也极其简单，但是有效。

例如，在当时，一位感冒患者来到医疗站，医生会从他的鼻腔内取出一点分泌物，即含有大量能引起感冒的病毒的液体，进行稀释、离心，然后做成一个个肌内注射用的玻璃瓶药剂，注射回患者的身体。这样能让患者体内产生抗体，也起到了消除感冒症状的作用，有时康复的速度还会更快一些。

来到 14 世纪，人类进入了机器大量产生的时代，蒸汽机、电灯泡等的出现标志着现代工业革命的发生，产生了大量的工人阶级。他们维修机器，使用机器。医生此时的地位并不高，治疗的手段也非常欠缺，人们很自然地认为，医生同工人一样，是维护人体“机器”的工匠。我们称此医学模式时代为“机械论时代”。

15 世纪之后，随着青霉素与疫苗的相继发现，医生战胜疾病的手段，越来越高超，自然在社会上的地位也越来越高。我们称这个时代为“生物医学的时代”。在这个时代，人类战胜了许多疾病，人类的预期寿命也大大提高了。

生物医学带人类进入了医学新阶段！

六、现代诊疗新方式

历史不会停留。随着人类对医疗方式研究的不断深入。新方法层出不穷，新理念更是在不断更新。在生物 - 心理 - 社会医学模式的引领下，各国出现了崭新的医疗方式。最有代表性的形式为“一患三医”，这种方式逐渐被各国青睐，即一位患者进入医院，要有三位专业人士来接待——躯体医生、心理学家、社会工作者，他们分别从 3 个角度去接待诊断患者，即从 3 个角度去解决患者的问题。躯体医生（某些国家称为家庭医生，某些国家称为全科医生）诊治躯体问题；心理学家（确切地说是临床心理学家或心理医生）判断心理与精神状态，处理心理与精神问题；社会工作者（确切地说是医疗社会工作者）进行社会经济状况的判断与相应的处理。在这样一种联合“作战”的形势下，患者会很快得到全方位的治疗与处理。

某大学的一所附属精神疾病医院有 1600 名专业工作者，其中心理学家 200 名，社会工作者 160 名，其余为精神病学家。可见在其队伍中，心理与社会工作者占比非常大。

某个儿童医院在每个病房均安排了儿童心理学家，与儿科医生共同开展治疗。例如对白血病患儿采取临床医疗与心理学家共同干预的方法，取得了非常好的疗效。这样周边国家的患儿都来此医院求治，创立了很好的口碑。

某个大型现代化医院，不仅配备了现代化程度非常高的用来配药的机械手，其环境的配置也非常考究。大厅中摆放了一架大型的三角钢琴。它一方面是为了开音乐会，可以对外宣传，让更多人来此医院就诊；另一方面，也是更重要的目的——提供音乐心理治疗，加速更多患者的疾病治愈过程。

在临床心理学的发展上，我国也在急起直追。从最初的三甲医院配置心理医生，到心理健康服务的全覆盖，各级各类医院中，已经有越来越多的心理学家的身影。心理治疗参与躯体疾病的治疗的比重越来越大，有越来越多的心理医生得到了患者的肯定与欢迎。医疗社工也越来越多地引入医院。健康管理理念的引入、社会干预的参与，也成为我国医疗领域的一个重大变化。人们预测今后医疗的总体趋势：

“一患三医”的诊疗模式是必然途径！

七、惊人的心理异常

心理异常的统计数据很惊人。根据我国学者近年来的统计，我国精神疾病的终身患病率为 15%，其中 1% 为重型精神障碍。这就意味着，我国有近 1 000 万的精神分裂症等重型精神障碍患者，1 亿多人患轻型精神障碍。这是一件非常值得重视的事。许多调查数据显示，我国抑郁障碍患者的数量已超过几千万。

近年，世界卫生组织公布了一个重要数字：全球抑郁障碍的发病率为 4%。美国作为经济发达国家曾报导 5% 的人口需要精神科医生的帮助，1/5 的家庭需要心理学家的干预。这就意味着，世界上的许多民众均生活在精神与心理问题的困扰之下。心理学家的干预与帮助必不可少。

在一项研究中，某高校的学生有 16.5% 的人报告有中等程度以上的心理问题。另一项研究报告某中学中有心理问题的学生高达 34%。虽然这些数据并不一定准确，也在不断地变化，但在一定程度上可以说明，学生的心理健康问题已不容忽视。教育部高度关注了这一现象，几年内的多个文件提出要加强学生心理健康的工作，并出台了一系列文件予以强调，要求各类学校配备足够的心理医生与老师。

自杀是心理问题的程度到达顶点的一个极端表现。各国的自杀率有所不同：中国公布的数字是超过 20/10 万，这在世界各国中为中等。据报道，某高校的学生某年非正常死亡 23 人，其中自杀所占比例最高，这是十分值得重视的问题。

笔者曾为某高校做过报告，该校的学生处处长告诉笔者，在之前一年半的时间里，该校有 3 个学生自杀，而且最近的件是于早上 7 点发生在学校足球场里的。可以想见，这样一个年轻大学生的死，对于看到该场景的晨起锻炼的师生来说，会是多么震惊的事件。

笔者还得知了某高校一个大学四年级学生的死亡。在第一次自杀时，他服用了安眠药，被送到附近医院抢救成功；第二次，他又割断手上的动脉，被医生发现后给予缝合；第三次，在病房里上吊未能抢救成功。这是一个一表人才的男孩子，学习在班里也是中上，是什么困扰着这样的年轻学子呢？辅导员带领同班同学检查遗物后，并没有找到确切的原因，只在日记中发现一个疑点：他同时和 3 个女孩子交往。那就是说，他不知道如何处理同时拥有多个异性朋友的问题。到目前为止，师生们怀疑这是最大的可能。而这个可能的原因在大多数人，特别是男孩子看来，是难得的机会（因为他们可能一个女朋友都没有）；但是在该学生眼里，却是天快要塌下来的大事，难以处理。这就是心理健康问题的一大特点：别人认为是“鸡毛蒜皮”的小事，在当事人看来却是天快要塌下来的大事。

年轻学子可能有这样的困惑，成年人何尝不是这样呢？

一位学者，在受到“第三者插足”的感情上的困扰后，毅然决定轻生。

某国留学的中国学生，在面临语言、文化的巨大差异时，他未被打倒。但在毕业前，由于没有找到工作，他开枪打死了他的导师、系主任、副校长和同学，最后开枪自杀。这是当时引起轰动的一个事件。导致该学生行为的重要原因是他没有一个良好的心态，而且处于很恶化的师生与同学关系中。

成年人在夫妻矛盾等心理应激作用下选择轻生，留学生在人际冲突后选择开枪。各种心理异常的事件就在我们身边，不可小视！心理健康是头等重要的大事。

心理异常决不能忽视！

八、心理服务全覆盖

全国卫生与健康大会于2016年8月19日召开。在此会上发出了加强心理健康的号召。8月19日这一天也成为中国医师节，以此纪念这个改变中国健康工作的起点。接下来的若干年，国务院及其若干个组成部门均下发具体的文件，要求做到心理健康服务的“全覆盖”。这是一个了不起的改变。

中国是一个具有五千年历史的文明古国。在久远的历史中，心理与健康的关系，一直受到古人特别是医者们的重视。在中国的第一本医书《黄帝内经》一书中，有着明显的例证。中医的基本理论之一为“阴阳五行”，其中的五行“木”“火”“土”“金”“水”与人体的五脏之间有着密不可分的关联：肝属木，心属火，脾属土，肺属金，肾属水。怒伤肝、喜伤心、思伤脾、忧伤肺、恐伤肾，这就是为何人类心理上的情绪与躯体之间有着如此紧密的关系。五千年前的古人能有如此深远的见识，实属不易。

而且在许多医疗报道中，医生用心理学的手段，成功地治愈患者的案例，多有报道。南宋时期，著名的“民间高手”张从正先生遇到过这样一个案例：一位妇人，在回自己婆家的路上，遇到了一伙打家劫舍的强盗。他们杀人放火，喊声冲天。虽没有直接伤到该女子，但在回到婆家的日子里，因为不能听到声音，她再也见不得任何人。吃饭也得家里的仆人（该家是个大户）把饭送到她的床边。因为吃饭也会发出许多声音，她的病可能会发作，恐惧到无法坐立，甚至大发脾气。为此请了多名医生，吃了多副中药，也未能治愈。此时，张从正医生正云游至该妇人家，遂被邀请至家中诊治。张医生在妇人前摆了一张八仙桌，让妇人坐在桌子前方的一个凳子上。他从桌子上举起一个惊堂木，在桌子上重重地拍了三下，声音巨大，只见该妇人惊得跳了起来。张先生说："我拍惊堂木，你怕什么？"该夫人一听，心想：也对，人家拍桌子，与我也无关，随即坐下。张医生看妇人坐定后，再次把惊堂木高高举起，又重重地拍了三下，该妇人又本能地站了起来。这次张先生敏锐地觉察到，该妇女跳起的高度大大下降。这样的实验场景在家中进行了两次，便结束了治疗。张医生后续的要求是家里非但不能不出声音，反而要不断在妇人房门外制造声音。3 周后，该妇人的"恐声症"被彻底治愈了。这是一个非典型的行为治疗，与现代心理治疗的系统脱敏疗法颇为接近。

从此案例中，我们也可以清楚地发现：心理，不仅可以致病，也可以治病。

怎么强调心理的重要性都不为过！

九、引领全身大数据

一个个体就是一个生命。每一个生命都有其特殊的状态。试问：你了解你自己吗？有人认为，为什么要了解自己，稀里糊涂地活着不好吗？固然，这种说法不是没有一点道理。古人云：难得糊涂。这不就是提倡一种自然生存的状态吗？实际上，这更多地是提倡一种顺其自然的心理状态，是有科学性的。

但是，我们在这里表达的是一个人要了解自己、懂得自己，要知道自己所处的年龄段可能出现的问题，要了解自己父母的病史及其家族史（甚至是亲戚过世的原因）。这就是说，人不能糊涂，要清楚自己的身体状况和基因“特点”；同时，也要看到自己在成长过程中，已经遭受的挫折和失败，存在的身体损伤与疾病困扰。它不是指让大家像“祥林嫂”一样去天天抱怨，而是要认清自己的特点。

接下来我们要做的事就是要经常进行体检。有的人对体检抱着反感的态度：“我这么年轻，不可能有什么问题！”但随着时代的发展，人类面临的危险因素也在不断增加。固然，战胜疾病的手段会逐渐增多，但毕竟事物发展的规律往往是问题先暴露出来，再去寻找解决的办法。目前，在某实验中动物的寿命上限延长了 4 ~ 5 倍。那么，我们可以畅想将该方法用于人类也可达到相同的效果。这些可以作为科幻片来演绎，来拓展人类的想象空间；但这毕竟不是现实。

更具体的建议是每个人最好都对自己的身体数据有一个连续的记录。不管指标是否正常，都要用一个本或是电子文档把目前身体的各项数据都记录下来，包括何时得过何种病、吃过什么药、住院的经历等。对自己的健康状况了如指掌非常有必要。这些记录不仅可供医生诊断与治疗时参考，更重要的是能让自己对自身健康，包括精神健康状况有所了解，找到解决自身问题的方法。你也会有意识地学习，什么样的保健与应对措施是对自己的健康有裨益的。

实际上这种记录还可以扩展到对自己一生各个方面的记录。更好的办法是画一个思维树，对自己的方方面面做一个规划，对具体要定期做些什么有一个计划。生活看似简单，但实际需要考虑的问题并不简单。没有规划，目标就无法实现；没有长远的计划，就难以有现实的突破。

人是有弱点的，对自身弱点的认识会提醒自己应该做些什么努力。其实，越是了解自己不足的人，越有动力进取；已经很满足的人，会认为一切都已经很好了，什么也不必做了。其实人生有许多目标，有大的，有小的。就是这样一个一个的目标，驱使我们去进取、去实现。实现中国梦，是当代中国的一个宏伟目标。实际上，每个人的人生就是一个个梦想实现的过程，做好规划非常有必要。行动起来，用笔、用手，规划出自己美好的人生理想！

善于规划人生！

十、不能忽视的因素

人生的心理保健是一个系统工程。本书就是要系统阐述这个问题。要想得知如何做好心理保健，还是要从多个方面去思考。

1. 社会

社会的作用不可轻视。生活在不同的社会环境下，人们的心理状况是不一样的。在“恐怖分子”极端势力控制的范围内生活，其精神状况与正常会很不一样。我们有幸生活在一个美好的时代，中国已进入世界发展最快的国家行列，各项福利、环境、生活制度，均发生了翻天覆地的变化。这将对中国人民的心理健康有极大的促进。

2. 家庭

家庭环境的作用也很大。“有什么样的父母，就会有什么样的孩子”，这句话有些绝对，但家庭教育对孩子肯定会有直接的影响。很多人可能都见到过这样的场景：父母在大庭广众之下大打出手，4 ~ 5 岁的孩子在一旁被吓哭！不少父母会认为，孩子这么小，他懂得什么？其实，这已经在孩子幼小的心灵上留下了父母实施暴力的阴影。他成年后，说不定也会在对待人、处理事时实施暴力。当今，越来越多的家庭为孩子的健康成长付出了大量的心血与金钱，家长们也学习了各种育人的理念和规律，我们可以期待新一代中国青少年的心理素质会发生飞跃。

3. 教育

教育环境也会成为心理健康的重要影响因素。学校教育从幼儿园开始，到小学、中学、大学，再到研究生，每一层教育思想的灌输与手段的实施，均会给成长中的孩子们直接或间接的冲击与影响。

在相当长的一段时间内，心理学在许多高校被普遍认为是“伪科学”或是资产阶级的唯心主义学科，绝对不能冲击思想政治工作。直至21世纪以后，教育部下达的多个加强大学、中学、小学学生的心理健康的文件，才从根本上改变了学校不重视心理健康的现象。这是一个认识上的巨大转变。

全方位战略指引健康方向！

秘诀二

抓住人生关键

秘诀内核

人的一生，说长，可近百年；说短，往往在一瞬间。每个人在一生中，都会遇到各种各样的事件，有欢快，有背兴；我们也都有必须做的事，也一定有若干个需要把握的关键时点。随着科学技术的进步，信息交流的不断深入，人们知晓的东西会越来越多。在众多信息中，心理的若干个关键期是重点需要了解的。在这里，我们要与大家分享在人生的健康心理发展中的若干个关键期时我们需要特别做的事情。正所谓：

抓住关键期，事半功倍！

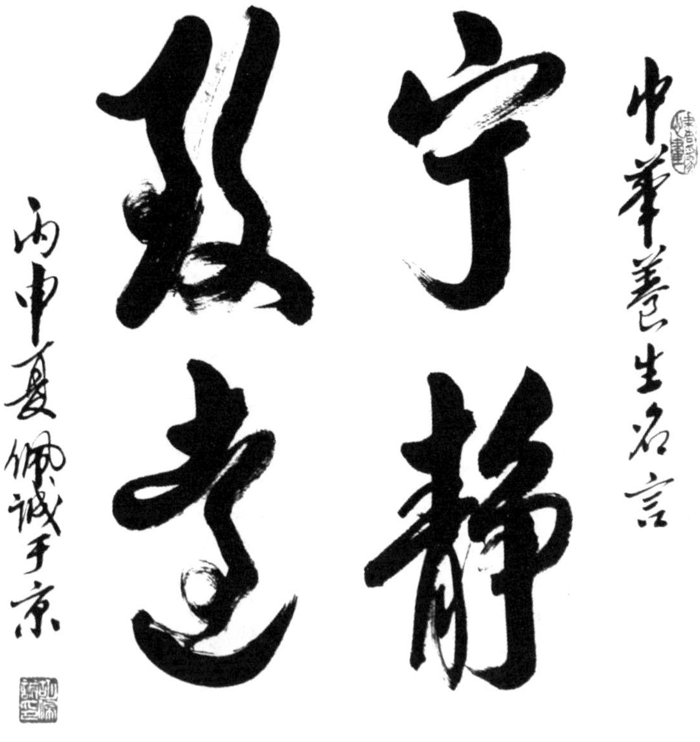
中華養生名言
宁静致远
丙申夏佩诚于京

一、生命环境之突变

人类的出生是个非常奇异的过程，要从水中进入空气里。母亲的子宫是个充满羊水的环境，一旦脱离了母体，婴儿就变得自由自在，可以呼吸新鲜空气了。一声啼哭便宣告着这样一个变化。

在这个变化产生的时刻，会有什么特殊的事件发生呢？人们会发现，婴儿的感觉器官会迅速发展起来：视觉、听觉、嗅觉、味觉、触觉、机体觉、平衡觉等会非常快速地完善起来，其中视觉会稍慢些。

在这样一个过程中家庭要做些什么？布置与设立一个能刺激、促进感觉功能发展的环境是最关键的事情。让婴儿能看到应该看到的事物，听到应该听到的声音，碰到应该碰到的东西。婴儿房应该用彩色的气球、美妙的八音盒或是能触碰的玩具来布置。总之，它应该是个精心设计的房间，不应该仅为安静的，而应有必要的刺激。

家长还应对孩子感觉器官的发育过程有所了解。有的孩子在两岁时仍没有听力，家长还不觉得是个问题而未求医，还认为要等等看。这实在是不该发生的事。

从婴儿出生就要注重感觉功能发展！

二、口欲性别要重视

很多家长都会发现这样的问题，自己的孩子吃饱了奶后，还会长时间地吸住奶瓶不松嘴。不少家长认为，这是一个很不好的现象，他们会觉得外面的空气不干净，吸进不干净的空气对孩子不利。于是就会马上把奶嘴拔下来，以致孩子哭个不停。对于这样一个现象，如何来分析和处理呢？

奥地利著名心理学家弗洛伊德明确提出，1 岁半之前是孩子的“口欲期”，即其口部需要是其吮奶嘴的重要原因。满足其口部需要，让其嘬着奶嘴是比较适宜的处理方式。而且，有研究报告指出，如果未能满足其口部需要，很可能其在成年后，会被动地出现咬手指、暴饮暴食等不良行为。

在此期间，还会发生一个特有的现象；男孩子的阴茎会自动勃起，女孩子的阴道会有分泌物流出。这种现象被认为是性行为最初可被观察到的表现。一位著名的医学家阮芳赋教授提出，人从 0 到 100 岁均会有性反应与性表现，这是正常的。这个观点还未被大众所熟知。大多数人会认为，这么小的孩子懂什么性啊，因此忽视了其可能的性表现。

很多家长会有这样的想法：他们希望孩子是什么样子的，或在孕育孩子时遇到什么样的问题，就为孩子起一个满足家长想法的名字，而忽略其本身的性别。这种想法再扩展到“买什么衣服”“买什么玩具”“应具有的行为方式”均按照家长的意愿来设计。小女孩可能有一个男孩子的名字，穿上男孩子的衣服，摆弄枪炮，爬高上树。久而久之，该女孩长大之后，可能越来越排斥自己的生理性别，从而要做变性手术；也可能会选择同性的伴侣。这应该是绝大多数家长不希望见到的。

大多数家长都希望自己的孩子成龙成凤，但是缺乏性健康发展的相应知识，就可能铸成大错。切不可小看儿童的性心理问题。需知道：

重视孩子“口欲”期，关注性别同一性！

三、语言发展关键期

儿童有语言发展的关键期吗？全世界的心理学专家的回答都是肯定的。许多研究已经给出了答案，应在儿童 2 ~ 3 岁时，给予良好的语言训练，这是儿童语言发展的一个关键期。

如何给予训练呢？这里有一个双向互动的问题，即一方面要多 与孩子进行语言上的交流，让孩子能够懂得父母在说什么；另一方面，还要让孩子将听懂的话用他们自己的话讲出来。只有这样才能在语言的整体层面上，完成听说训练的任务。

此时期是一个关键期并不意味着错过了这个时期，孩子可能不会说话，而是他在语言能力和表达方式上，可能会有不足。一部分孩子也可能大器晚成，但是关键期是否进行训练，将会有很大区别。

辽宁省曾在 20 世纪 80 年代发现过一个“猪孩”，她在一个被 30 多头猪包围的环境中生活。母亲是先天痴呆患者，父亲是聋哑人，且在孩子出生后不久就去世了，母亲又改嫁了一位先天痴呆患者。因此，可以说女孩没有一个正常的家庭环境。女孩从小就与猪生活在一起，渐渐地饮食与生活习惯变得与猪相似。她在 10 岁时，被中国医科大学的心理学家发现。他们对其做了多项心理测验，包括语言测验。测验结果表明她的智龄只有 1 岁多，语言能力极其低下，完全无法与正常人交流。经过心理学家十余年的精心培养，她的精神状况有所改善，但是无法再恢复到正常人的状态。一旦错过了关键期，语言的损伤便不可逆了。

语言关键期不可忽视！

四、“奥狄浦斯”危险期

孩子在不断成长。在成长的过程中，有一个特别的现象，这就是女孩的恋父情结与男孩的恋母情结，出现于孩子 3 ~ 7 岁，著名心理学家弗洛伊德称之为“崇拜性器期”（“奥狄浦斯”危险期）。大家可能在一些书店里看到过一张挂着的照片：一个外国的小男孩与一个小女孩在互相观察对方的身体。

在这样一个敏感的时期，有一系列现象值得我们注意。女孩会对父亲有着特别的关注，她们会问家长：“为什么自己没有男孩的生殖器？”她们会对父亲的一举一动特别关心，模仿他们的行为，也想着成为像父亲一样的人。这时，她们会对父亲特别亲近。

相反，男孩会对母亲特别有好感。他们会无距离感地黏在妈妈身上，会对妈妈的身体有特殊的情感与好奇心。他们会要求妈妈为他洗澡，一直到他们很大的时候。不在意的妈妈们可能就会答应其要求，甚至有的孩子要求妈妈和他们一起洗，有的妈妈也会答应。他们会经常睡在妈妈的身边，特别是爸爸不在的时候。在他们的阴茎勃起时，甚至会要求妈妈来满足他们的需求，这实际上已经突破法律的底线。

有人会问，自己的孩子为什么不能这样亲近，有什么不妥吗？性是人类敏感的自身反射过程，它是存在阈值的，即一旦在儿童期频繁进行性活动，达到某个很高的阈值后，成年时低阈值的刺激将不会使他再产生应有的反应。此外，性是一个本应存在美好幻想的东西，若是最初留下了不好的印象，在若干年后，也难以改变最初的印象了。

有一位 20 多岁的年轻人来到笔者的心理门诊，开门见山地说：“我不想结婚了。”笔者问：“为什么？”年轻人说：“我妈妈在我小时候，得了白塞综合征，即口 - 眼 - 生殖器的皮肤改变，需要长期涂药治疗。妈妈自己只能涂口腔与眼睛处的药，生殖器的涂药开始时靠爸爸，但是爸爸的工作经常出差，妈妈只好靠我。因此，我为妈妈涂了十多年的药。现在，我已经对女性的生殖器极其反感了！”大家可以设想，一个小小年纪的孩子，长期观看了外形让其产生心理不适的东西，如何能再接受其美好的一面呢？这是目前世界学者对于“无性”现象产生原因的一个很重要的解释。

在性读物泛滥的某些国家和地区，人们能很轻易地获取色情读物，他们的性反应可能是下降的。其结果是性给人们带来的幸福感可能会“荡然无存”！

一定要特别保护儿童性健康！

五、智力发展关键期

在中国，儿童已经成为许多家庭的“重中之重”“中心之中心”。许多家长已经认识到，不注意孩子的早期发展，可能会影响孩子的一生。这是一个很重要的认知转变。

时代在变，不仅仅是知识、技术、信息在更新，更重要的是，人们对自身的认识也在转变。传统的观点是“散养也能出高手”，那么为什么还要操心孩子的教育呢？很多人家里四五个、五六个孩子都能养，都没花钱做学前教育，也都能健康长大。而如今的观点是人有智力发展的关键期。这就意味着，如果能在孩子 7 ~ 8 岁前，也就是大脑发育的关键期前，对其进行良好的教育与训练，可能会将其塑造成全新的人才。

莫扎特 3 岁能弹钢琴，7 岁能指挥乐队，11 岁能作曲，人们都称他为神童；但是这在心理学家看来并不奇怪。根据人脑发展的规律，1 岁多时，大脑两个半球的分工已明确，功能也已具备：左侧负责语言、计算、抽象思维，右侧负责音乐、空间、情感与顿悟。这也就意味着需要促进两部分功能协调发展才能将一件事做好，如弹钢琴需要两个手协调动作。实际上，儿童的大脑已经具备此种功能的基础。如果家长能在孩子的智力发展关键时期，给予其有效的训练，很多奇迹是可能被创造出来的。这也就是我们提倡的在孩子 1 岁以后，就应该多让他摆弄两手协调的玩具，更好地促进其大脑两个半球的协同作用。

印度有两个“狼孩”的故事，可能很多人都听说过，两个孩子均在刚刚出生时就被丢进了狼窝。在他们 1 岁半和 8 岁时，又被人类收回抚养。1 岁半的孩子活到 2 岁半便去世了，无法对其进行探索。若 8 岁（名叫阿玛拉）的孩子能在人类环境中健康长大，恢复成正常人，关键期的理论就会受到质疑。而事实是，这个 8 岁的孩子仍长时间保留狼性，像狼一样不穿衣服到树林中嚎叫，在盘子中用舌头舔食物。经过 3 年时间，她才学会身体直立；经过 6 年时间，才会用双腿独立行走；在17岁时，才能简单说出几个单词。她的表现再次证明了语言与智力发展关键期的存在。

该结论也在提醒家长，在孩子智力发展关键期进行适合的训练、智力开发，对于孩子的健康成长是必要的。能进行的智力训练是多种多样的。这里指的是与智力发展相关的训练，音乐能力、绘画能力、语言能力、运动能力以及各种各样的能力训练，均对智力的发展有利。

智力发展关键期十分关键！

六、强化的不良行为

父母都希望孩子成名、成家或至少有个好前途。但殊不知有些家长在不知不觉中，培养了孩子的不良行为。我们来看这样的情景：孩子在晚上上床后哭闹，要求妈妈的陪伴。妈妈们几乎都是见到孩子哭闹后，马上按孩子要求，来到床边，千方百计地哄其睡觉。久而久之，孩子一上床，就要哭闹，这样才能得到妈妈的陪伴。

以上过程看上去是多么自然，怎么有理由怀疑妈妈做错了？但是按照心理学家和行为学家的观点，以上过程被称为“不经意的强化”！也就是说，妈妈强化了孩子上床就哭闹的不良行为，但其实每个妈妈都不希望自己的孩子有不良行为。

事实是，孩子上床哭闹的确是个不良行为，因为其本该自己按时睡觉，但是他哭闹并提出了不合理的要求。正确的做法是妈妈不予理睬，若干次之后，孩子的哭闹自然会停止。“好心”的父母跑到孩子身边陪伴非但不能改变孩子哭闹的不良习惯，反而强化（固定）了孩子的不良要求与行为习惯。

有一个很好的电视教育片，其中有 3 个人物，一个两岁多的孩子在吃过晚饭后，坐在自己的有各种各样玩具的车里。他本该自己玩玩具，但是却要求妈妈陪他玩玩具。妈妈是个老师，晚上需要给学生批改作业，看到自己的孩子要求陪玩，于是放下手中的作业，想到孩子身边。此时来了一个行为治疗师，看到妈妈想去陪孩子，挥手示意其不要去。妈妈看到治疗师的阻止，于是回到办公桌前；但是孩子不同意，继续哭闹；妈妈就又站起来，想过去，治疗师再次摆手制止。影片上 3 个人物各自做着自己的行为：孩子哭，妈妈站，治疗师摆手。影片异常单调，完全没有紧张激烈的惊心镜头。但有心人仔细观察剧情会发现，经过多轮的较量，孩子发现盼不来妈妈，也就不哭了，而自己玩上玩具；妈妈看孩子自己玩起来了，便也坐下来批改作业；治疗师看目的达到了，于是离开了房间。

这个电视教育片告诉我们孩子的不良行为是不能去强化的。如果我们认为应该让孩子养成一个什么样的好习惯，就应在其很小的时候去要求他们做。反之，若其小时候就有的坏习惯在一开始不去纠正，久而久之就会形成恶习，难以再改正。最常见的一个现象是孩子一旦养成吃手的坏习惯，到成年时都难以改变。还有一个大家小时候都听说过的故事：一个十多岁的“惯偷”男孩，在被警察抓走之前，要求再喝一次妈妈的奶，却做出咬掉妈妈乳头的举动。这是因为孩子在自己的不良行为已造成恶果，而且感到后悔时，不能原谅其生身父母之前的纵容。

反而，我们看到许多有良好家庭教育意识的家长，在孩子摔倒在地时，不去搀扶，而让他自己爬起来；而没有教育意识的家长会马上跑过去，把孩子扶起来，甚至还会使劲跺一下孩子摔倒的地面：“就是这块地不好，把我们孩子弄倒的！”不同的想法会导致不同的处理方式，关键在于观念。

良好行为习惯应从小培养！

七、青春期大有学问

青春期会出现三大变化：外形剧变、功能健全、性的发育。外形的迅速变化表现为身高、体重、肩宽、盆宽均有所增长。

密钥 1：身高增长有诀窍

在这里，笔者将收藏了多年的长高的“秘方”分享给大家，这是一个苏维埃社会主义共和国联盟（苏联）跳高教练维克托·艾哈迈多夫（Victor Akhmedov）训练其运动员的方法，运动员在两年之内长高了 23 cm。他设计的长高练习动作如下：

（1）慢跑 5 ~ 7 min，做柔韧性和放松练习 18 ~ 20 min，包括劈腿、下腰、摆动、抖腿。

（2）在单杠上悬垂，尽量使身体放松。做两次（每次约 20 s）无负荷悬垂，再做一次负荷悬垂，负重为 5 ~ 10 kg（系在腿上）。头向下悬垂（双脚用皮带固定）。做两次（每次 15 s）无负重悬垂，再做一次负荷悬垂，负重为 5 ~ 10 kg。

（3）跳起，用手够一样东西（树枝、篮板、天花板等）。双脚跳跃两次，每次 10 下；接着左脚单脚跳跃和右脚单脚跳跃，次数同上，同一组跳跃动作之间间隔 5 ~ 8 s，不同组动作之间间隔 4 ~ 5 min。练习应当尽最大力量去完成，争取每次尽可能跳得高些。

（4）登上 20 ~ 30 m 的小山，放松，然后加速度向下猛跑。重复做 3 ~ 4 次。

（5）找两个人帮助。其中一人握住你的双手，另一人握住你的双脚，同时向不同方向轻轻拉动身躯（做 2 ~ 3 次，每次 15 ~ 20 s）。

以上这些动作需要一天完成两次（早晨和晚上）。

（6）一周 3 次在睡前用橡皮筋和绷带拴住床架拉紧自己

的身躯。一端绑在脚上，另一端套在腋下。起初这种直挺的姿势会让你难以入睡，但会慢慢习惯。

（7）2 ~ 3 天游一次泳。在水里不单要游泳，还要做各种拉紧动作，例如蛙泳时使劲伸直双臂和双腿。

（8）定期打篮球、排球，做其他活动、游戏。要尽力跳得高些，争夺每一个球。

（9）跳跃是最主要的自我练习。一天之内用力跃起约 200 次。如果白天没来得及完成要求，可以晚上到户外去做。

为了加快长高的速度，运动不要千篇一律。球类运动和跳跃应当同骑自行车、滑雪、跑步、滑冰结合起来。

密钥 2：功能健全抓机会

青春期的第二大变化是身体功能也在迅速健全。在其快速发育期给予有效的训练，可以事半功倍。下面是笔者收集多年的身体发育的方法：

如表 2-1 所示，不同身体素质训练的最佳时机不同。抓住最佳时机，就是抓住了可能快速提高身体素质的机会。事实上，中国体操队与游泳队的教练就是在 3 ~ 4 岁的孩子中进行选拔与训练，这时有的孩子就早早显露头角。

表 2-1　身体素质与年龄的关系

身体素质	发展最快年龄（岁）
平衡能力	6 ～ 8
模仿能力	9 ～ 12
反应能力	9 ～ 12
协调性	10 ～ 12
灵敏性	10 ～ 12
柔韧性	10 ～ 12
节奏	10 ～ 12
速度	14 ～ 16
力量	13 ～ 17
耐力	16 ～ 18

密钥 3：两大性征在成熟

青春期的第二大变化就是性发育的成熟。它表现为两个特点：①第二性征的出现，男性出现腋毛、喉结，并开始变声；女性出现乳房与阴毛。由于乳房是由脂肪与纤维组成的，其增大不能依靠锻炼，要给予特别的重点保护。要着重关注乳罩的使用。②第一性征（生殖器官）的成熟。男性要与女性一样，经常清洗外生殖器。还需要注意包皮不能过长，龟头包住的皮肤均要切除，且最好在结婚前完成。女性要注意痛经很可能是躯体障碍，要到医院就诊。阴蒂是女性很重要的部位，这是一个性敏感器官，适当的刺激会引起女性出现性高潮。

八、“五年之痒”应警惕

一个人的婚姻基本上会经历5个阶段：蜜月期、矛盾期、转移期、负重期与深沉期。在蜜月期，夫妻两人亲密无间，沉浸在欢乐之中，享受着最美好的时光。但是原生家庭的差异导致的性格、饮食、生活习惯的差别，以及职业状况的不同，往往会让人随着时间“原形毕露”。矛盾在积攒后爆发，夫妻不再“相敬如宾”，而是“兵戎相见”，此时也是离婚高峰期。中国传统观念认为从结婚到分手大约需要7年，这便是“七年之痒”说法的来源。但是随着时代的改变，家庭功能的高度社会化，人对他人的依赖大为降低。女性无工作，依赖丈夫养家的情况，原则上一去不复返了。这些都会导致离婚的倾向性更高。最新的调查表明，中国“五年之痒”的时代已经到来。在孩子出生后，家庭的注意中心转向孩子，一切以孩子为中心的时期来临。随着孩子不断长大，花费也大大增加，家庭的经济压力激增，负重期也就到来了。只有坚持度过了这个时期，才会迎来人生最美好的深沉期，这时婚姻基本上处于稳定的状态。

决定夫妻婚姻稳定性的因素有6点：①双方的强硬程度。如果双方都处于强势的状态，是不利于婚姻的稳定的。我们看到过许多强者之间的婚姻大多数不长久，也就是这个道理。②双方对对方的期望值如果均处在较高的状态，稳定性也会下降。如果能恰当地看待对方，不以某个社会标准或某位前夫（妻）为标准，则能和谐相处。③双方对家庭的投入，即责任感的大小，这直接关系到情感的维系。若双方均不对家庭维护做贡献，特别是若双方长期不能生活在一起，两地分居，第三者插足的概率则大大增加。④对于诸多问题的观点能否一致。这种心理上的认同是婚姻联系的重要基础。虽然可能不能做到完全一致，但保留各自观点，而采取一致行动是最佳的和谐状态。⑤对于对方的缺点能否包容。没有人是没有缺点的，问题是能否认识到自己在家庭中的缺点与不足，能否包容对方的缺点与不足，这是婚姻稳定的一大影响因素。大多数夫妻离婚的理由是“我最不能忍受的是他……”也就是把对方的缺点看成不能生活在一起的最大障碍。⑥双方沟通的方式与水平。即使前五条均出现了问题，但是两个人能坐下来认真交流、和谐沟通，往往他们便能摒弃前嫌、和好如初。沟通是夫妻之间最为重要的连接纽带，但大多夫妻不能做到这点。

美满婚姻的维系是人生幸福的基础！

九、中年期“压力山大”

中年期是上有老、下有小的承上启下的年龄。集诸多责任于一身，而自身又处于生理上下坡的状态。如何调整这个时期的心态，成为每一位中年人面临的巨大问题。

中年人的幸福不是自外而来的，而是自内而生的。具有以下 3 个特质，将让他们能更勇敢地面对人生中所有事情，内心变得越来越强大。

密钥 1：降低期望值

中年人往往会给自己设立一个非常高的目标，而且似乎越远大且越宏伟越好。目标可以设立，但是达到目标的期望值不能设得太高。也就是说，若降低可能达到目标的期望值，在自己拼搏努力的情况下，不管最后结果怎样都能接受，心态将会变好，幸福感会提升。反之，则很容易受到伤害，因为并非所有的目标均能实现。杨绛先生百岁时曾说过："上苍不会让所有幸福集中到一个人身上，得到了爱情未必拥有金钱，拥有金钱未必得到快乐，得到快乐未必拥有健康，拥有健康未必一切都会如愿以偿。"此话非常有哲理。

中年人有理想、有梦想，这是人之常情，但也要让这些目标符合自己的实际情况，要有自知之明，要保持知足常乐的心态。我们要将追求理想生活当作淬炼心智的旅途，并在途中不断净化自己的心灵。快乐本属于精神的范畴，把忍受变为享受与愉悦，是精神对于物质的胜利，这也便是人生最大的哲学。

一个人的心态好并不是说他不够精进，而是他们往往懂得生命需要时刻感恩。他们在每天的生活中，在日日奋进的同时，对所有的一切感恩。这种心态让人生充满弹性与智慧。

对于中年人来说，真正有大运气的人，是了解生命真谛和智慧、脱离烦恼、拥有更多喜悦、坚持真诚的人。这是幸福的根本。

密钥 2：善于打太极

中年人最难处理的问题莫过于人际关系。上有领导，下有“被领导”；上有老人，下有儿女；同级和同辈更是一个大的关系网。哪一个关系处不好，都会给自己带来烦恼。在这里，笔者想要给大家一个忠告：学会打太极。这就是处理人际关系的一个法宝。

太极是一种和谐、中庸之道，这是中华文化中难能可贵的处理问题的方法。有人会问：“这是不是谁也不得罪？”其实，这表面上看是平衡之术，实际是从多个角度看问题，善于设身处地、换位思考。

这里所说的打太极有一个根本的出发点是与人为善，即我们要做一个有爱心的人。当一个人能给他人带来幸福时，他自身也会变得包容，也会得到快乐。当人们与有爱心的人相处时，也会发现自己身上的善意与美好。为什么春节期间，大家喜欢看小品、相声呢？因为在看到演员们努力地把欢乐带给大家时，也往往是大家感到最快乐、最幸福的时刻。

若想让别人喜欢你、亲近你，那么就要与人为善，其中很重要的一点就是要学会有亲和力，理解对方想要说的话。学会倾听别人，不是用耳朵，而是用心，去感受一个个丰富多彩内在的世界，而不应是批判与评价别人。

往往来说，亲和力是一种难以捉摸的品质，也很难修炼出来。而亲和力也并不意味着必须始终保持自信灿烂的状态。大多数时候，亲和力表达的是人与人之间心灵上的契合，它是一种发自内心的素养。亲和力是这么一种力量，它能主动让别人对你产生好感，并认同你。如果我们能用亲和力与他人建立良好的关系，那么它就会给你带来无限的机遇，带来良好的人际关系。

密钥 3：要谨慎尽责

霍华德·弗里德曼（Howard Friedman）写过一本书 *The Longevity Project*（《人格决定寿命》）。这本书揭示了一个能让人保持健康的性格特点——谨慎尽责。也就是说，一个人最成功的素质是靠谱、有担当！

一个人最高级的专业素养就是谨慎与尽责，这是最低成本的社交方式。你尽责，他人才愿意找你，愿意与你分享心事，愿意与你相处。

靠谱就是最好的社交能力！何谓靠谱，就是凡事有交代，件件有着落，事事有回音。靠谱的人并不是说没有情绪，但是他们懂得控制自己情绪，在生气时少说话，有言必失；在心情不顺时不做事，做事必败。

唯愿我们都知道谨慎做事、尽责做人的真实积极意义。坚信内心散发着踏实靠谱的人，岁月不会亏待你。我们也定然会收获岁月的惊喜和礼物，变得越来越有定力！

黄金般的中年人要绽放光芒！

十、老年心理学问多

步入老年是人之必然。再成功的人，也都要走到这一天，将进入人生的终点。但是如何高质量地活好这最后的日子？如何幸福快乐地度过这一最为珍贵的日子？我想这是每一个人都想知道的。

人老了，会有什么特点？头发掉了，皮肤松了，肌肉无力了，器官衰竭了，一身病来了……这是无法避免的事实。孩子离开了，偌大的家变得空空荡荡，“空巢现象”出现在许多家庭。老人无人知晓的意外死亡也多有发生。老年人从领导岗位上退下来了，没人再听他指挥了，他可能会大发脾气，失落感油然而生！有些老年人无法面对要领养老金的事实，居然在退休的第一天，突发脑血管意外而出现“养老金死亡”！对死亡与疾病的恐惧，是更为普遍的心态，反复求医，购买各种保健品，甚至上当受骗时有发生！

老年人的情绪可能会出现“趋同现象”，即老年男性变得爱唠叨，老年女性会更加爱唠叨，两位老年人变得如同孩子一般。

但是，请老年朋友记住：人在后天学习产生的记忆（称为“晶体智力”）并不会丧失，老年人依然可以思考、学习、进取。在人的一生中，仅仅使用了大脑记忆功能的3%～8%，而大量的空间还在闲置、可以使用，大有学习与进取的可能！在这里为老年人提供3个秘方，让他们度过幸福晚年。

密钥1：学新东西

老年人有太多的空余时间，如何去消磨？打打牌，喝喝酒，叙叙旧，似乎都可以，也都必要 。但是有一点不要忘记，你仍能学习新东西！大脑与其他物品一样，也是“用进废退”。也就是说它长期闲置，必然会“生锈”。反而，用来学习新东西，仍可大有作为。各地举办的老年大学，就是一个非常好的再学习场所。

应该学什么呢？可以学习年轻时想，而未能如愿的技能、爱好；也可以学习年轻时已经有了一定的水平，想进一步提高的技能。书法、乒乓球已成中国老年人施展才能的两大空间。当然，还有更多的事情可学，可探索，可进取！

密钥2：发挥余热

老年人的技术与思维能力并不一下子与工作完全脱离。许多老年人，虽然从岗位上退下来，实际上仍可继续工作。诚然，不一定要继续原来的工作，可以找一个适合自己的岗位，发挥“余热”，做更多年轻时想做而未能做成的事。

临床医生退休后仍然看诊，商贸战线上的职工继续经商，在电脑、互联网上办公者可以继续云工作……这种例子不胜枚举。

有人问:“这是不是因为想要继续挣钱啊？”这可能是事情的一个方面，也是结果之一。但更重要的是，人不能过于休闲、无所事事。空下来，可能生事。忙起来，益于长寿！机体不能“生锈”，要运转！诚然，老年人不能像年轻人那样高速运转，而是应悠闲地运转，自在地运转，自得其乐！

这一条不是对所有人都适用。在大的疾病期，或是急性疾病状态的老年人，要根据自己的状态决定。

密钥 3：远离矛盾

这句话，听起来有点不可思议。人离得开矛盾吗？每个人不是天天都和矛盾打交道吗？我们应承认，所有人都离不开矛盾。但是当我们进入人生的最后一个阶段，如何去将矛盾最小化地度过呢？

在日趋复杂的社会中，在“家家有本难念的经”的环境里，老年人能做什么？继续在各种矛盾中拼搏，还是适当远离矛盾？心理学家的建议是后者。这就是提倡：简单就是快乐！反之，快乐就是这么简单！更为具体的建议是：不再承担较为复杂、艰巨、矛盾的任务，不再投入到复杂而难以解决的人际关系中，要相对自由些，轻松些，不再在风口浪尖上生活。轻松的心态是老年人长寿的基础！

老年人保持心态年轻，多好！

秘诀三

应对压力和挫折

秘诀内核

压力无处不在，压力与人类同行。挫折是家常便饭，挫折是人生随影。如何面对压力？如何渡过难关？固然，每个人有自己的一套方法，但也要听听心理学家的“唠叨”。当局者迷，旁观者清。站在科学的高度，审视压力给人们带来的痛苦和灾难，应能更清楚些，更有效些。应对就是战斗，战必胜，攻必克。尽管我们不知路在何方，但只能前行。应对得多了，我们会越来越有经验，越来越能看清“庐山真面目”，也收获了越来越多的人生宝贵的财富！

应对应激，收获快乐！

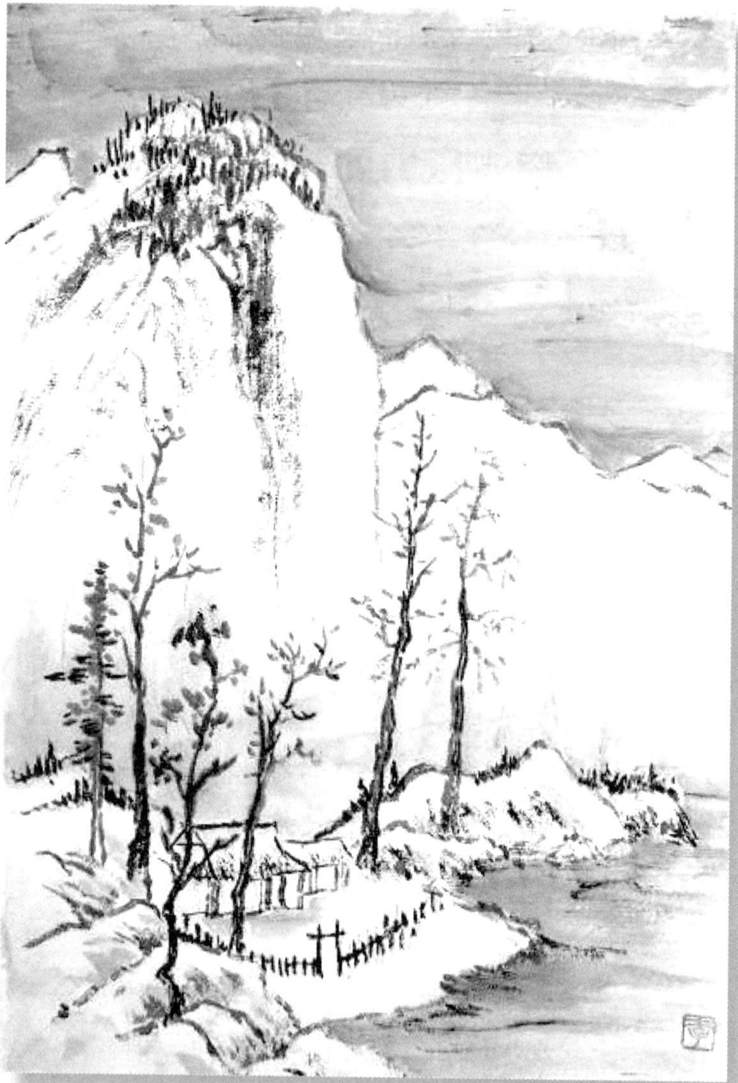

一、压力是一种选择

2020年，新型冠状病毒来到人间。中国人民在战斗！世界在战斗！心理学家称之为“危机”，既有“危险”，又有“机会”。人类避不开，只能承认其存在。

有人说，我不怕，没关系。这也是一种选择，选择了认定压力不存在。固然，别人说不了什么，但是，一叶障目、掩耳盗铃的后果不堪设想。这就是说，正确的选择是承认压力的客观存在。向世界透明化地公布实情，赢得的是世界赞许的目光与声誉！这里又要公布一个人生的秘诀，这就是面对压力与所有事件的有效方法，且“屡试不爽”（图3-1）。图3-1的横坐标是每个人面临任意事件的焦虑程度，也就是人们对它的关注与在意程度；纵坐标是学习、工作与取得效果的水平。我们看到的是：半圆形的顶端，也就是学习成绩的最高水平在焦虑水平处于中线时达到。结论是：处于中等程度的关注与焦虑水平，才能取得最好的学习与工作的成绩与结果。

这就是说，我们得承认压力的存在，而且要采取不急不慢、不温不火的心态与应对方法。过度焦虑和过度不焦虑，反而都获得不了人们所期待的最好效果。人们对此规律还不太知晓，使用得不够。其实，它是科学的、普遍适用的规律。

就拿开车时遇到堵车举个例子。这时应该怎么办？急得不得了，恨不得把别人的车都推倒？还是一点也不急，走到

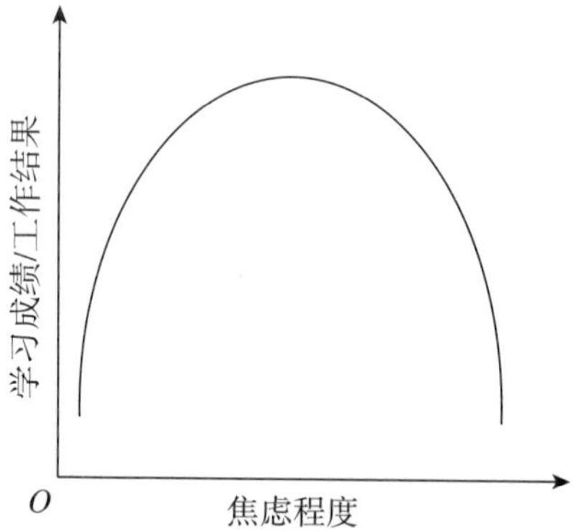

图 3-1　焦虑程度

哪儿算哪儿？恐怕都不行，而是应谨慎驾驶，顺其自然。通则快；不通，则等，听听音乐，听听新闻。第三种心态最为可取。

再例如，有一场乒乓球赛，你很想赢得比赛，特别怕输，心情高度紧张。一般说来，水平相当时，输的可能性大；完全不在意，想怎么打就怎么打，恐怕也难赢。最好的心态是真正地放下输赢的结果，认真想好每个战略战术，这样赢的概率会大为提高！笔者作为业余的乒乓球爱好者，在 67 岁的高龄，居然打败了匈牙利的前世界冠军克里斯，靠得是什么？心理上的优势！笔者在技术上绝不能说有什么优势。当时是第一场，在北医体育馆观众的众目睽睽之下，他一个世界冠军，面对一个不知名小卒，在极度怕输的心理压力下，真的就输了。

也有人说，道理我知道，就是做不到。这是真话！确实，仅仅读了本书，知道了这一理念是远远不够的。为什么？光读不练，等于白读！也就是说，要做到这一点，首先要锤炼自己！

真正把面对压力时的选择，当作是对自己的训练！

面对选择的压力，不紧不慢！

二、解开挫折利与弊

什么是挫折？听起来，大家一定认为它是个坏事。摔倒了，失败了，的确是个坏事。但是从另一个角度看，并非全是坏事。任何一件事的背后必然有其意想不到的另一面。

经历挫折往往使人们更加坚强。历史上许多成功人士就是在经历众多失败的考验后成长起来的。反之，一个人一直在呵护下长大，在顺境中成长，不能说不是一种幸运。但是，可能发生的情况是，因为过于一帆风顺，使得某些年轻人不懂感恩，不懂社会，不懂法律；或终身“宅家”，成为“啃老族”，一事无成。因此，在教育界，一些学者提出应对青少年进行“挫折教育”，笔者是认同的。

心理学有个实验，叫作“感觉剥夺”现象。即限制人与外界的接触，但保证基本的生存需要（吃喝等），如让大学生住空空的房子里，让一对夫妇生活在封闭的环境中，不需做事，没有压力。实验以失败告终。

从以上成长、生存的角度来说，挫折、压力是好事！

再从另外一个角度看挫折与压力。有过大的挫折与抗不过去的压力也会得病，也会被打倒。这也就是人们常说的，亲人离世的悲伤、婚姻分离的痛苦等众多的生活事件也能让人们难以忍受，导致疾病发作、精神崩溃！

从两个方面分析问题，更能看清全貌，更能把握全局。

压力能带给人双重效应

三、负面想法能改造

改造人的负面想法，不是一件简单的事。

首先要承认，人的悲观、负面想法并不一定都是错的。在一定程度上，承认自己的不足或预见到可能的失败，或预测到事情发展的结局并不好，是在冷静状态下的客观分析，是有道理的。

现在我们要说的情况是，明知不该这样想，还偏要这么想，从而产生烦恼。也就是说，不良的负面想法如何才能去纠正呢？是否能纠正？我们的大脑听从自己的想法吗？

这个问题困扰了心理学家很久，许多学者也花了大量时间琢磨这个问题。有些科学家提出了“认知科学”，想了许多办法研究人的认知规律，甚至把这个规律用于经济学领域还获得了诺贝尔经济学奖。还有许多科学家研究“认知治疗”，研究一系列操作程序来克服人的负面认知。我们在这里，为大家提供一些有效的妙招，希望能帮到大家。

密钥 1：学新知识、增新体验

任何所谓的挫折，都是人们未曾克服的困难与难以战胜的“敌人”。在面对挫折时，有大量的新知识、新情况需要我们去学习、去探索。在这个过程中，人们会有收获。人类面对新冠肺炎疫情的过程就是一个学习研究的过程。

普通人在遇到挫折与困难时，特别是遇到“两难”选择时，首先能做的是学习新东西，适应新情况，听专家意见，向“高人”请教。任何“战斗”，知己知彼，才能“百战不殆”。例如，许多人来到心理门诊咨询的问题是：男人出轨了要不要离婚？对方不爱自己了，怎么办？诸多问题困扰着不同年龄的人。在心理学家看来，这还要基于家庭、婚姻的稳定度来进行分析与判断。当然，还有许多更为专业的问题要考虑。遇到难题时，拜访心理学家应是一个较好的选择。

常常有人说：“我劝别人可有经验了，劝自己就没了办法。”产生这个现象的原因是你并非真的参透了这个道理，而且并非真正有经验。当我们对来访者讲了一些道理之后，我们还会告知他们：“这是你现在这个年龄需要体验的经历，真正体验的过程不是口头上懂了。”许多来访者才知道，不是光有理论就够了。如同打篮球，大家都知道要把篮球用劲扔进球筐，但要练得像姚明一样“技艺高超”，必须有长时间的锻炼与用心的体验。说到这里，很多人如梦初醒：这实际就是决定内心体验能否改变的最重要因素，也是发自内心做出改变的原动力！

密钥 2：忘掉结果，重视战术

当遇到挫折、大病时，在经历危险甚至危难时，人们心理上的变化是巨大的，与之斗争的技术、技巧的重要性也便凸显出来。当以上危难来临时，人们的第一反应是情绪上的慌张、焦虑、恐惧；接着会在生理上出汗、心慌、头晕、目眩，有些人可能会突然倒地，意识可能会短暂丧失；在行为上会出现不知所措、坐立不安，甚至干出傻事、蠢事；此时脑海中会浮现：完了，可能要出大事了！自己该怎么办？

很多人会想：最坏的结果是什么？发生的可能性有多大？应该如何应对？作为心理高手，我们该如何去想？如何去做？最好的办法是抛开结果，认真做事！

人们不能预知之后发生的事。但如果只是天天在想发生了怎么办，就只会有这个概念充斥着你的头脑，自身的状态会越来越差。最好的办法是想：能够做点什么？马上去做！能现在该做的事是什么？马上去做！现在最缺的是什么？马上去解决！

如同一场比赛，输赢都是正常的事，但是人们抛不开的是怕输！“输了怎么办？”“害怕被人瞧不起”“我能赢啊！

我该赢啊！”这样的念头一直存在。在这样的关键时刻，最好的心态是从零开始，丢掉输赢，认真打好每一分。这不是理论，而是一种真正训练出来的心态。比赛的输赢有没有运气的成分？肯定有。但我们不能幻想，只能一分一分来拼。在这个过程中，负面的认知与情绪能够得到根本的纠正。

面对新冠疫情、面对地震、面对任何危机，都能采取这样的心态，我们便没有战胜不了的困难，没有过不去的“火焰山”！

改变负面想法是关键！

四、放松技巧可妙用

一个人只有处于放松状态时，才可能正常或超常发挥，做出某些正确的甚至英明的决断。反之，在紧张、慌乱之中，往往难以达到自己应有的水准。因此，心理学家们创造了多种放松的方法，让人们来应对压力、应对困难、应对挫折。这里谈 3 种方法：

密钥 1：深呼吸法

所谓深呼吸法，即双眼微闭，身靠座椅，吸气 3 ~ 4 秒，呼气 3 ~ 4 秒，停 1 ~ 2 秒；再吸气 3 ~ 4 秒，呼气 3 ~ 4 秒，停 1 ~ 2 秒。如此反复，持续 5 ~ 10 分钟，就会有良好的效果，因为更多的氧气进入了人的肺部，从而进入血液循环，大大增加了血氧含量，使头脑清醒，心绪能安静下来。这是一种快速放松法，非常简易、有效、快速。

密钥 2：对照法

这个方法也不复杂。即双眼微闭，身靠座椅，进行五步：第一步，十个手指紧紧攥紧 3 ~ 5 秒，此时紧张难受，快速松开后可体会松开时放松的轻松感觉，反复 10 ~ 20 次；第二步，双小臂拉向大臂紧靠 3 ~ 5 秒，此时紧张难受，快速松开后可体会松开时放松的轻松感觉，反复 10 ~ 20 次；第三步，双肩带着胸部与腹部尽量向上收紧 3 ~ 5 秒，此时紧张难受，快速松开后可体会松开放松时的轻松感觉，反复 10 ~ 20 次；第四步，双大腿靠近尽量抬高 3 ~ 5 秒，此时紧张难受，快速松开后可体会松开放松时的轻松感觉，反复 10 ~ 20 次；第五步，闭眼、龇牙咧嘴等面部肌肉收紧 3 ~ 5 秒，此时紧张难受，快速松开后可体会松开时放松的轻松感觉，反复 10 ~ 20 次；五步过后，轻松如燕。也可以选择其中的几步，随意做。此方法不难，且有效。

密钥 3：腹式呼吸法

选择睡前或醒后躺在床上，着衣较少，双眼微闭，双手按压在腹部，让空气大量进入肺部，膈肌下降从而造成腹部隆起。双手将空气从腹部轻轻压出，造成气体快速进出身体，从而使血氧饱和度提高，感觉神清气爽。

在压力面前能静下来不容易。需要一些方法来做到。

放松是解压的关键环节！

五、成为时间的主人

要想成为生活的主人，首先得成为时间的主人。不会正确地使用时间，也就约等于浪费了自己的生命。许多与时间赛跑的人，往往生活得更为幸福、安康。我们要珍惜时间，一个人即使能活到 100 岁，也只有 36 500 天，876 000 小时啊！

每一个活着的人，在自己精神与躯体较为健康的情况下，就要去做事，就要有规划。要让自己的生命有意义，不要荒废它！

首先应给自己做一个全局的规划，最好有 5 ~ 10 年。要包括若干方面的规划，不仅是事业、学习，还要包括身体状态、人际关系、休闲娱乐、业余爱好、运动、写作等目标。有近期目标，也有远期安排。

更要有记录，最好天天有记录，事事有记载。记录也要分类进行。每年有小结，一个阶段有总结。如今有更方便的电子记录方法，照片、录像均可分类保存。

每天要用好效率手册，包括使用电子手册。每天要用一点时间来计划。每做一件事均要在自己的掌控之中。有人认为，这样是不是太累了？实际上休闲也要有规划，否则过度也是问题啊！

2020 年的春节晚会中有一个小品，讲有个大老板每天忙得要命，与某洗车工的对话是“我真梦想有一天把钱挣够了到海边晒太阳”，而洗车工说：“我从小就如你所说，是在海边晒太阳长大的。”这个很有意义的对话充满了人生哲理。它告诉我们每一个人的人生目标是如此不同，人生规划是如此不一样，这就是生活。这就是每一个人的生活，照抄别人的没用，走别人的路也没用。只有走自己的路，让别人说去吧！

珍惜自己生命的每一秒！

六、人格培养是慢功

什么是一个人的人格？人格包含 3 个方面：能力、气质与性格。

能力是一个人克服困难的过程。分为一般能力与特殊能力。需要从小及在工作后不断地培养与训练。“艺多不压身”其实就是在告诉我们，尽量培养自己多方面的爱好与本领，这会有益处，不要拒绝。儿童从小进行多种训练，非常有益。在成年、变老后，他们均能从儿时的训练基础中受益，而且会不断达到更高水准。

气质是一个人稳定的心理特征，难以改变。这是家族遗传的个性在环境熏陶下成长的过程。人们能够做的是了解自己的气质特点。它有长处、也有短处，如何扬长避短，这是关键。家长其实从小就已经能观察出孩子适宜做什么，培养其个性，并非坏事。

性格是一个人的心理倾向，有 4 个维度：态度、情绪、理智与意志。在态度的维度中，谨慎与尽责是最好的特征，也是长寿的特征。诸多文章的观点认为，乐观的情绪、勤奋地学习、坚强的意志是优良品质。其中，意志的特点培养也极为关键。果断、坚韧的意志是战胜挫折与压力的必要手段。

以上 3 个方面的培养，均不是一朝一夕造就，而是慢工细活、精雕细刻。心理品质的形成就具有这种特点。大家想成为心理高手，也不要想一蹴而就，而是应朝着一个目标不断靠近。

不奢求，向着目标前进就好！

七、可知可控胜一切

在与压力搏斗的过程中，了解事物的真相、增加事物的可预测性与可控性至关重要。也就是说，不了解事物的发展规律，就难以战胜困难与发展新的事业。这是经过了许多科学的实验被证实的真理。这也就像打仗一样，知己知彼，百战不殆。要想打败对方，情报是第一位的。例如，要想战胜新冠肺炎疫情，最关键的是要了解病毒的基因序列、传播方式等信息，这是研发药物与疫苗的关键步骤。

在日本福岛核事故中，一位女广播员在看到海啸即将吞食其所在的大楼时，选择了留下，把消息用广播传出去。许多人得救了，她却献出了年轻的生命。这则海啸即将到来的消息仅仅给了人们 90 秒的时间，但是却挽救了大量人的生命。人们知道了确切的情况，就等于增加了他们逃出灾难的可能性，即增加了灾难的可预测性与可控性。这是多么重要啊！

中国面对传染病等重大疫情时，采取了透明公开的做法，就是在让大众得知更多的真相（可预测性），自然也就增加了他们应对的办法，也就是可控性。

世界各国都在研究如何能提前测到灾难（如地震），哪怕只是几十秒，甚至是几秒，均能产生很大的益处。

以上均是社会责任。但对于大众来讲，什么是可预测性呢？这实际上就是要能提前知道自己有危险、有危机、有疾病。除了在本书开始时与大家分享的“纵览天下大事”很有必要外，更为重要的是，要学会与了解各种必要的常识，包括医疗常识。如火灾来了，是向楼层高处跑，还是低处跑？人工心肺复苏的简单办法是什么？脑卒中的不典型症状是什么，该怎么办？知识储备越多越好，当然不是为了增加恐惧，而是为生活得更自觉。许多事情就是要早做好各种准备。例如老年人肌力下降，这不利于活动，也不利于抵抗疾病，那就要提早做好肌力的储备，这也不是一早一夕之功。

对危险的预测与预知胜于一切！

八、情绪调整有良方

面对压力，如果有了焦虑与恐惧情绪，应该如何调节？

情绪是人对现环境的主观体验。它受到3个因素的制约：环境、生理与认知。一般说来，人们改变不了环境，大自然也很难被人类去改变。在生理上，每个人的状态也基本已经定了，不同年龄、不同体质没有太大的区别。唯一的区别在于人的想法可变。上文我们讲了某些改变想法的方法。这里再给大家介绍一些具体的调节方法：

1. 用幽默来调节

在情绪不好时，听听相声，看看小品，读读幽默作品，会有益于人们情绪的改善。开怀大笑，将有利于不良情绪的去除。

毛主席是幽默的高手。在他晚年时，由于看不清书上的字，但是又非常想看书，便请了历史老师来为他读书，特别是读二十四史。笔者见过一位为毛主席读过书的历史老师，并亲耳听了该历史老师讲述她为主席读书的第一次经历。进到主席办公室，她非常紧张。毛主席那天刚刚洗过澡，穿了一件睡衣出来，见到这位老师，随意说了这样一句话:“你看，我像不像个和尚呢？”这位历史老师，听到伟大领袖说了这么普通幽默的一句话，扑哧就笑了，她的紧张心情就此大大缓解。

幽默是一个可以有效解除人们的恐惧、紧张、焦虑的情绪的好办法。

2. 回忆正性经验

在苦闷时，想想自己从小学、中学，一路上到了大学，现在当上了科主任的经历；还可以想自己在一年前脱贫了，每个月的收入大为增加；或者想孩子马上大学毕业了，苦日子总算熬出来了……多想想好事，常常情绪上会改善不少。

3. 适当发泄

一旦内心憋闷过于难受，不如找人讲出来，发泄出来，内心会好受很多。特别是某些失恋的年轻人，不如找个没人的墙角、操场、空地，向着没人的方向大声喊，而且喊的内容都是反的:“你有什么了不起”（其实对方学习、相貌都不错），“我早就看不惯你了”（其实一直在爱着对方），“你要不提出‘吹’，我也会跟你‘吹’”（其实最怕对方提出分手）。

这样的适当发泄，会大大减轻内心的痛苦，从而改变自己当下的情绪。当然，不要像鲁迅笔下的“祥林嫂”，整天不停地唠叨与叙说，这样反而适得其反。

4. 善于看到光明

我们小时候学到的“塞翁失马，焉知非福”的故事，就是一个善于从光明一面看待事物的最好例证。一位老先生穷得只剩一匹马，突然间，这匹马丢了。但是过了20多天，这匹家马居然引回家20多匹野马，他一下子就发了财。但没想到，儿子学骑马，不小心把腿摔断了，人们又说他倒霉了。突然当地爆发了战争，别人家的儿子因为腿完好被征当了壮丁，在战场上战死了，他的儿子却因为腿断了未能上战场，从而保全了性命。

这个故事告诉了我们一个浅显易懂的道理，任何事物均有可能向着相反的方向发展。人们不要停留在某地止步不前，反而应努力去发现事情的转机，实现事情的转化，从失败走向成功，走出挫折的阴影。

事物可能向着相反的方向发展！

九、巧妙用防御机制

著名的心理学家弗洛伊德曾经说过，适时应用人的心理防御机制，有时是可以起到缓解内心焦虑与烦恼的作用。即人在烦恼来临时，会有各种各样的替代想法，有的积极，有的消极。他提出了一系列的防御方法，如否认、合理化、转移、象征、升华等。

在人们刚刚得到某个负面消息时，直觉都是：是不是搞错了？不太可能吧？这种想法就是否认。它有一定的缓解作用，可以用来应对某些灾难。但是，当现实来临，我们不得不承认时，就要放弃否认。否则，就难以继续应对下去。

伊索寓言里的狐狸吃不到葡萄，便说葡萄是酸的；鲁迅笔下的阿 Q 被人打了会说“儿子打老子”……这些都可以被认为是合理化的例证。每个人都会为不希望见到的事实找个理由安慰自己，在一定程度上，这会在自己面临挫折时起到一定的缓解作用。

有的年轻人就想上清华大学，一次又一次地尝试，但却一次次地失败。但他们锲而不舍，在每次失败后，用更加努力的学习，升华了其面对挫折和困境时的行为。这也是一种防御机制，诚然，这是最为积极的方法。

总之，面对挫折、面对压力，我们可以适当采用一定的防御机制，帮助我们渡过难关。

防御机制就是一种经验。在面对压力与挫折时，及时地总结各种经验是一个好办法。经验的积累与应对的成熟是成正比的。人们就是要在不断地摸索中，找到更好的解决途径，这也被称作创新。在当前应对新冠疫情的过程中，中国积累了一个又一个的新经验，这可能会使我们在今后的类似抗争中赢得先机。

善用防御机制！

十、及时求医与问药

在压力众多的当今社会，我们基本上可以说，每个个体都要承受压力，压力伴随每个人的一生。

挫折是家常便饭，压力是人生随影。任何人在任何社会中均难以避免。有人想“视而不见”“掩耳盗铃”，均不是办法。正确的办法是承认它的存在，接受现实。能真心接受某个事实，也就是解决问题的必要前提。也就是说，离真相越近，越可能战胜困境。例如，在疫情中，关注疫情的发展，关注周围的人群，会增加自己的责任感，让我们知道该做什么。

如何面对压力？如何渡过难关？站在科学的高度，审视压力给人类带来的一次次灾难，应该能清楚地发现更有效的手段。应对就是战斗，我们只能前行，尽管我们不知路在何方。但是我们会越来越有经验，越来越能看清“庐山真面目”，也收获越来越多的人生宝贵财富！

在面对压力的情况下，有些人可能会崩溃，其实质就是进入病态。疾病状态就不能简单地用心理的办法解决。这就需要有精神科医生的参与，可能需要用药了，具体的治疗方案要视具体的病情而定。焦虑障碍、恐惧症、抑郁障碍，甚至更为严重的疾病状态，均要根据状态来用药。从目前的发展来看，各种药物大多有很好的疗效，特别是早期发现、早期用药，效果会很好。专家、医生的作用也在此时显现出来。

能否不用药呢？不用药，大多数情况下会拖延病情。病情的反复发作，对患者的精神与心理是不利的。特别是80%的抑郁障碍患者有自杀倾向，其中的14%可能会成功。在这样的情况下，个人就很难凭自己的力量渡过难关了。

该不该有效果就停药呢？这里想告诉大家的是，精神科的用药非常讲究，千万不能“见好就收”，实际上，药物刚刚起作用时，停药会很快复发，再用药会更难治。因此，一定要听从医生的建议，用到该停药的时候！

在此时，社会支持也会成为一支重要力量，不可或缺。父母当然是第一要素，也要起到第一责任人的作用。学校、家庭、朋友等一切可能的支持因素，均可能在此时起到至关重要的作用。关怀、理解、照顾，甚至从危难中解救出患者，这是患者急需的。防止自杀是精神心理问题的最为突出的、最为紧要的问题！社会支持的作用在此能凸显出来！

让我们都来关心在精神上可能处于崩溃或崩溃边缘的人们，伸出我们的援助之手。给予爱心，挽救一切可能挽救的人们。

精神与心理问题需要全社会的关注！

秘诀四

静习国宝书法

秘诀内核

书法是中国艺术之瑰宝，是中华文明的一个重要的象征。书法，已不再是信息交流的工具，而是人类业余生活中的一种时尚。“琴棋书画”是古代中国人必备的本领，要想出人头地，没有一手好书法说不过去。如今，书法已并不是日常生活所需，电脑写字的速度不知比人手快了多少。然而，会写一手好字，在人的心理层面和文化层面，大有“阳春白雪”之妙。书法会给大众的生活带来意想不到的神奇趣味，会让幸福感倍增。

享受中国书法为你带来的崭新意境吧！

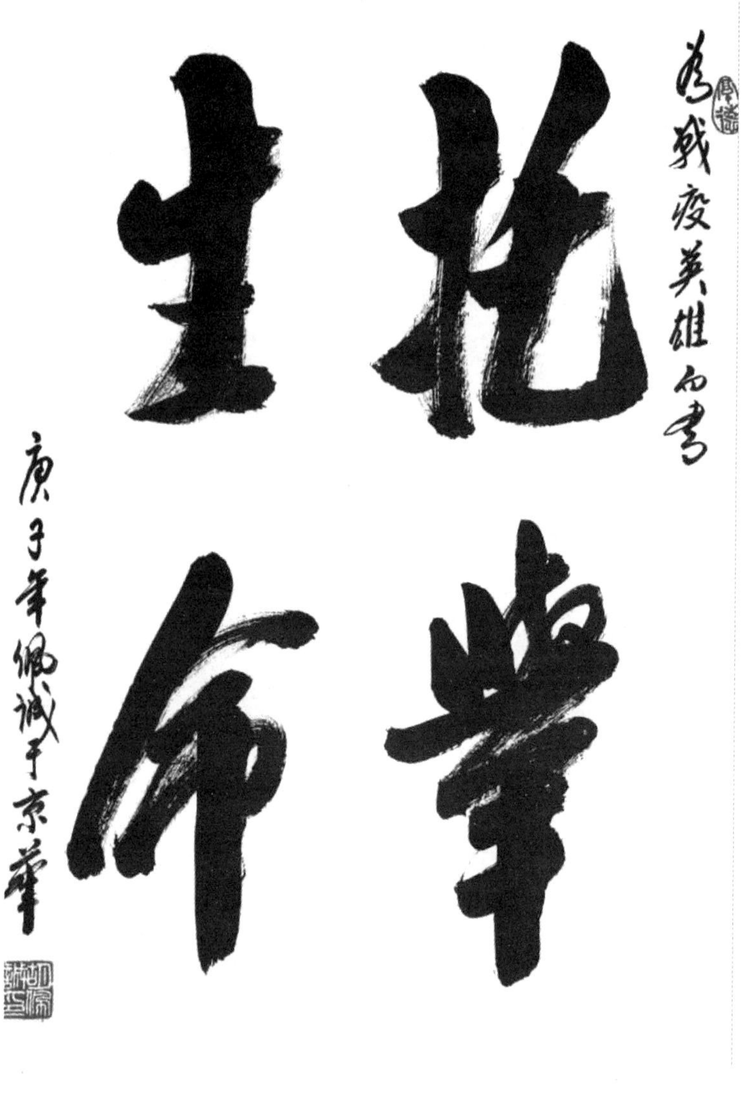
為戰疫英雄而書
庚子年佩誠于京華

一、琴棋书画均有益

我们下面要讲的事，不是满足人生存的基本需要，而是人类精神层面的崭新需求。

在这里，我们要讨论，在现代人的业余生活中能否加入中国古代人一生都在追求的“琴棋书画”之美？更确切地说，我们不是想让大家都成为书法家、歌唱家、演员、画家等专业工作者，而是希望大家能感受到一种提升、熏陶，收获一项技能或体验。这是一种人生的快乐、幸福和向往！而且，这些东西，不应该是等到老了、有时间了，才去做、去学，而是可以从任何年龄开始。

可能有人想问:“为什么要这样折腾自己？轻松点不好吗？”固然，轻松不容易，但是，人若百无聊赖，整天无所事事，或者说，仅仅处理某一狭窄领域的工作事务，不仅仅会让生活枯燥，更重要的是健康质量可能会大为下降。

儿童为什么要学课外的东西？这是大脑发育的需要。人的两个脑半球功能不同，这在前面我们已经讲过。左侧大脑主管语言、计算、抽象思维，这对于一个人的学习、工作都至关重要。要想上大学，学好数理化，左侧大脑用得最多。而琴棋书画、唱歌、朗诵、舞蹈、形体等课外训练，大多需要用右脑，也就是空间、音乐、形象思维、顿悟能力。这部分能力在学校教授的课上大多训练不够。这也就是为什么如今的家长会用校内与校外相结合的方式来培养孩子。如今各种培训班之多，是若干年前不可想象的。

在成年人为什么要学？这是人的精神健康的需要。在工作以外有着丰富爱好的人，可能会更享受快乐，更有灵感去工作。因为在右脑发挥更大作用时，人们的创新思维更活跃。科学家大多会有自己的业余爱好：爱因斯坦的小提琴拉得极好，爱迪生酷爱音乐。在工作之余，能有精力去从事一件使自己快乐的事，是生活中的一大乐趣，也是幸福人生的一个添加剂。

老年人为什么要学？老年人可能有大量的休闲时间。更重要的是，大脑长期不用，可能会退化。这时，业余爱好可能会成为老年人主要生活重心，这也是促进人大脑的不断使用，预防老年期痴呆的一个非常好的方法。何乐而不为呢？

让“琴棋书画”伴随你一生！

二、中国书法之博大

中国的文字是一种精炼的文字，中国的书法是历史长河中的一个瑰宝。自汉字产生之时，书法即进入开创启蒙的时期。先秦时期的甲骨文，金文，西周战国时期的大篆，直至秦代的小篆，是最早的汉字规范化艺术。后来汉字又由草篆演变为隶体，开创了今体书的纪元。两汉时期书法诸体并存且互为影响，盛行草书（章草、今草），“行”“楷”两体也在“隶”“草”两体的交互作用下孕育而出。“篆”“隶”“楷”“行”“草”五大字体在汉朝基本上定型发展起来。

魏晋时期，玄学盛行，道学兴旺。追求清丽、流逸的气韵席卷书法领域，最典型的代表是“二王书法”，即王羲之、王献之父子的书法，人们称其代表了“魏晋风度”。王羲之的《兰亭集序》也成为广为流传的书法典藏。

唐朝是中国历史上的盛世，法度严谨、大度雍容的唐楷发展到一个前所未有的高度。大家熟知的颜体，就是这个时期的代表。楷书四大家——“颜（颜真卿）、柳（柳公权）、欧（欧阳询）、赵（赵孟頫）”也因此闻名。

经过五代长时间的分裂和战乱之后，宋代书法形成了一个前所未有的高峰。宋代书法成就最高的应推行书，这与行书抒发灵性、挥洒个性、表达意趣有关。最有名的是“苏、黄、米、蔡”四大家。他们分别是苏轼、黄庭坚、米芾、蔡襄。

元代出了一批“章草”高手。在艺术的表现形式上，元朝人开启了诗、书、画、印相结合的综合艺术风貌之先河。

明代商业繁荣，市民阶层发展。文人大多以抒发个人情感为目的，在书法上没有重大突破与创新。

清代，伴随乾嘉学派对历史重考据之风，书法也转向碑学。

总之，书法史是一条壮美的大河，其孕育的文化是传统文化的精华。

让我们走进书法历史的殿堂，重现中国当今之辉煌！

国宝书法源远流长！

三、书法的“文房四宝”

“工欲善其事，必先利其器”。对于艺术创作而言，工具材料的选择至关重要。工具材料的特性会决定艺术作品最终的美学效果。在众多的艺术工具中，书法创作的工具是比较简单的，也是最容易获得的。书法工具包括笔、墨、纸、砚，古人称之为“文房四宝”。

1. 笔

根据笔毫的软硬程度，可将笔分为：硬毫、软毫和兼毫，硬毫包括狼毫、兔毫和獾毫；软毫主要指羊毫；兼毫是用羊毫与兔毫或狼毫等毫料配制而成，软硬适中，刚柔相济。

纯羊毫较为柔软，初学者不易掌握，宜选用加健羊毫。狼毫弹性较好，书写过程中易于掌握。篆书、隶书与楷书，柔中见刚，一般使用羊毫书写。行书与草书刚中寓柔，宜用狼毫或兼毫；特别是小行草，狼毫是上佳选择。初学行书者，用兼毫则是上策。这只是一般建议。随着控笔力的增强，可以尝试选用不同的笔毫，以表现不同的艺术效果。

选笔时，要看“尖、齐、圆、健”四德。笔锋尖如锥颖谓之尖；笔锋整齐如刀切，无参差谓之齐；笔头浑圆挺直不分叉谓之圆；笔头刚柔并济有弹性谓之健。湖笔是中国毛笔中最为著名的。

2. 墨

日常书法创作主要用两大类：松烟墨和油烟墨。松烟墨黑而沉，油烟墨乌而亮。安徽歙县是我国著名产墨地，徽墨名满天下。古人写字均用墨块研墨，墨色清透亮泽，历久弥新。现代人大多选择墨汁，效果稍差，但简单易行，也是初学者最佳之选。

3. 纸

宣纸我们也称为“千年寿纸”，产地以安徽最为著名。宣纸从唐代出现，可分为 3 类：生宣、半熟宣、熟宣。

生宣没经过处理，渗墨、吸水性强。初学者开始时难以控制，但在熟练后，会发现其笔法丰富、墨色变化生动、写出来的字也面目一新。行书与草书适宜用生宣。熟宣是在生宣上加刷胶矾制成的，使纸不溶于水。适合写小字，写大字易感单薄。适合用于书写隶书、篆书。半熟宣兼以上两者之长，更适合新手。

以下 4 步可以帮助区分宣纸的好坏：①观，色白，洁白如玉为好纸；②摸，手摸软绵绵的就是好纸；③听，把纸提起来摇一摇，若有哗哗声，则不是好纸；④试，笔试吸水性大而迅速，又能适当扩散墨液的为好纸。

4. 砚

作为文房四宝之首，砚台用于磨墨。砚台，起源秦汉魏晋。唐代开始，相继发现了各种佳石。其中四大明砚为历代名人收藏：甘肃临洮的洮河砚、广东肇庆的端砚、安徽歙县的歙砚、山西绛州的澄泥砚。其中歙砚下墨快，发墨好；端砚发墨速度更快。

作为业余爱好者，完全可以不选择砚，而是用瓷缸等器具代替，特别是仅用墨汁者，可以省去选用墨与砚的过程。但是笔与纸是省不了的。

备好笔墨，大胆实践！

四、书法中的基本功

要练好书法，有些基本功应有所了解，而且应在实践中，不断地加强与提高。应知道哪些基本功呢？

1. 执笔

其实执笔无定法，有一个原则是虚而宽。即基本垂直于纸面，手指、手腕灵活方便，便是正确执法。具体有 3 种：①枕腕法，右手枕在桌面，左手手背垫在执笔的右腕下，此时，手掌略微竖起，手掌与桌面形成大约 75° 角，适宜写小字。②悬腕法，手腕悬起，离开桌面，肘枕靠在桌上，手掌略放平，可写大小在 5 cm 左右的字。③悬肘法，手腕与肘均离开桌面，整个手臂悬空，多站立时用，可自由写不同大小的字。

身体可采用坐姿与立姿。坐姿要做到头正、身直、足安，笔要居中，手臂向正前方拉开。立姿时两足齐肩分开站稳，身体自然放松。要形成良好的书写习惯。

2. 运笔

笔的运用方式也非常多。其中较常见的有：①中锋运笔。笔锋在点画的中间进行，即接触纸面的笔毛的运动方向与笔的运行方向一致。此时，墨汁能随着笔的运行而顺利注入纸内，因此，能写出圆润浑厚、丰富充实的笔画。②侧锋运笔。接触纸面的笔毫方向与笔的运行方向呈约 45° 角。这种运笔较随意，有利于书写速度的加快，书法家大量采用。中锋运笔为主，侧锋运笔为辅，增加了笔画的韵味，防止笔画过于单调。③藏锋与露锋。藏锋是指笔锋痕迹覆盖在笔画中，不露锋芒；露锋则与之相反。藏锋起笔或收笔能使笔画显得凝重含蓄。露锋起笔极为利索，精神外耀；露锋收笔的形式多种多样，横有平出，竖有悬针，增强了点画的骨力，还可以加强笔画间的联系，极为传神。④平移与提按。平移是指笔只做平行于纸面的中锋的移动，而不做上下运动。平移的线条没有明显的粗细变化，字会显得厚重。提按是指笔毫在纸上做上下运动，可产生粗细变化：提笔画细，按笔画粗。提按的用笔方法是书法中最为常用的方法。

3. 墨法

笔墨互为依存，有笔必有墨。古人善用墨贵浓黑似漆。由于书法也融入了绘画的成分，墨色分成了五色：浓墨、淡墨、枯笔、涨墨与渴笔。最常见的有3种：①浓墨，写在白纸上，极其醒目，字迹清晰饱满，神采外耀。②淡墨为灰色调，给人以清运淡雅的美感，善于用水来调。③枯笔指浓墨所含墨水大多失去后在纸上行笔的效果。在一幅作品中，同时出现枯湿浓淡的变化，可增强作品的韵律美。

书法基本功要扎实训练！

五、书法布局有讲究

书法的结构与布局十分有讲究。如何才能让整个字幅都使人感受到其美与和谐呢？这里要从以下几个方面来说。

1. 字要有中心

每个字，大体都能找到它重心的部位，这个部位也就相当于这个字的视觉中心，或称精神挽结处。每个字的笔画要有机地凝聚在一起，即所谓“八面拱心”。这个心是灵活的，可在上、下、左、右，但要紧密融洽，而不能松垮涣散。重心的安排首要是稳，即平稳，如“正”字，字要写得看上去稳稳当当，以静为主。其次要求“险”，即有些奇特，重心可略偏，以动为主。行书与草书风情多姿，巧妙多端。

2. 布局要均衡

汉字均有特定的形态与态势。大体而言，篆书呈纵势，隶书呈横势，楷呈方，草呈圆，行书则是方圆的结合。书写时，要大小相称，疏密合度，各成真形，各尽其势。但是要尽量避免大小划一，逐字排比。变化要自然，要达到无意变化而变化无穷的“会通”之境界。

3. 黑白要和谐

书法中，黑白的布局也很重要。有笔画处为黑，无笔画处为白。两者的和谐称为“布白”，也就是黑白的有机安排。这里要重视：一要均匀，黑白要匀净，安详静态，看上去黑白得当，很舒适。二要有疏密对比，相映成趣。行书、草书更要有一定的反差，求得节奏的变化。

4. 点画要呼应

要使互不相干的点画组合成一个有机的整体，即形成一个有态势、有灵魂的单字艺术。一个字的起笔为“呼”，第二笔为“应”，第二笔又“呼出”第三笔，这样笔笔相承、笔笔相连、笔意连贯，才能写出有“气度”与“贯气”的字来。大部分不出锋的笔画，就是要靠笔断意连的方法使点画间产生内在的联系。只有点画间相互映带，血脉不断，才能使整个书法看上去生动活泼、神采奕奕。

书法要讲究章法平衡！

六、书法对身体的裨益

书法是一个运动。而且是一个非常好的运动。这里有一个非常重要的反射与反应的过程。

1. 神经系统

神经反射作用贯穿整个书法过程。也就是说，我们的感觉器官，特别是视觉要接受笔画给予的刺激，经视觉中枢分析判断，传递给运动中枢，从而指挥人的手指、手臂的筋肉，完成书写动作，再经过视觉及中枢的判断，更正运动系统的动作，从而完成一次一次的书法运动。因此，我们可以得知，神经系统的健全与运行良好，是完成书法艺术的基础。反之，适度的书法运动又是促进人体神经系统加强刺激反应的训练过程。

2. 眼动

人在阅读时的眼动规律对阅读的影响极大。它主要包括识别距（阅读的时间长度，越长越好）、眼停时间（越短越好）、回复次数（越少越好）及扫视的准确性（越准越好）。书法时，需要阅读，即需要有很多时间精细凝视书法过程。人的眼动规律有一部分是先天形成的，但是后天的训练也有提高它的可能。眼动状态在一定程度上对书法水平有影响；反之，书法训练又在一定程度上促进了眼动系统水平的提高。自然，阅读能力也在提高。

3. 指动

在书法过程中，手指的运动最为重要。许多实验研究表明，手指在书写的过程中，相对于腕、肘、腰都要用得多；对于初学的儿童和技术纯熟的书法家都是如此。5个手指握住笔时需用力，左右转动笔时指也要用力。因此，书法可以有效地提高指力。

4. 腕动

指以腕运笔的动作。腕若不能动，则腕没有力量，悬腕则无法完成。在执笔的过程中，腕要平而且要有力，这样才能将提笔与轻笔运用自如、恰当。同样，我们也可以认为，书法对腕力有要求；同时，对腕力的提高也有帮助。

5. 肘动

指用肘力动作。书法往往要有悬肘练习，其原因是写大一些的字必须用到肘力。肘力发自肩背。因此，也可以说，书法需要肩背的力量来产生肘力。反之，书法的训练又促进了肩背与肘力的提高。

6. 腰动

指全身力量的动作。古今书法的好坏，用力的大小是其中一项决定因素。所谓，善用指力，不如善用腕力；善用腕力，不如善用肘力；善用肘力，不如善用腰力。这就是说，善用腰力，能将一身的力量用于肘、腕与指之间。

因此，可以说书法不是一种很简单的动作，而是许多动作的总和。书法也是一项有益的运动，对人的身体大有裨益。许多书法家健康长寿与其坚持不懈的书法锻炼有密切关系。如今在书法的专业分支中，也设立了健康书法的分支。这足以说明，书法与人体的健康有着非常密切的关系。

通过练习书法促进人体健康！

七、人格情操之熏陶

书法是一个人与文字互动的过程。看似是静态，实则充满了激情与思想的碰撞。在书法活动中，人们在思考、在学习，他们选择了练习书法更是用内心与外在世界交流。在新冠疫情防控期间，很多人都在家中闭门不出。通过书法，人们实则进行着许多与世界、与历史、与他人的交流。他们把书法作品发在网上、朋友圈中，看似并未与别人直接交流，实则已经发生了思想的碰撞、情感的交流，并产生了巨大的精神效果。同时，书法者（简称书者）在创造其书法作品的过程中，其情操、情感、人格、认识均发生着巨大的变化。因此，我们可以看到，书法对书者所产生的影响不可估量。

1. 提升时代情怀

书者常常要书写作品。诚然，不是所有书者均要完成作品，但是大多数书者在水平提高后，总是要参加一些展览或庆祝活动，用书法作品去表现自己参与国家与单位活动的意愿。在这样一个过程中，必然要思考准备用什么样的字、什么内容的词去完成书法作品。这实际就是将书者与时代连接在一起，在这样一个过程中，书者的时代情怀大大提高了。

笔者曾参加北京大学祖国70华诞的庆祝书画展。思绪良久，终于写出苍劲有力的“神州同贺国庆，华夏共祝中华”的豪迈词句。在大展中，放于最显著的中心位置，获得一致好评（图4-1）。

2. 彻悟人生思考

作家、诗人、学者都在用文字表达着对人生的思考与领悟。而书者是在用字来冲击着我们的心灵。

人的一生既短暂又漫长。说短，100岁才不过36 000天；说长，对于处在灾难与挫折中的人们来讲，他们“度日如年”。书法作品对于人生的思考太多太多，书法完成的过程就是不时涤荡书者心灵的过程。特别是一些古人的诗句，给了我们深刻的启发。如诗人苏轼在《定风波》中写道“一蓑烟雨任平生”（任凭风吹雨打，照样过我的一生），在《浣溪沙》中写出“谁道人生无再少”（人生难道不能回到少年时期）的感叹，均让我们在书写过程中，尝到了人生的酸甜苦辣。

书者就是在与古人说话，在与世界交流。

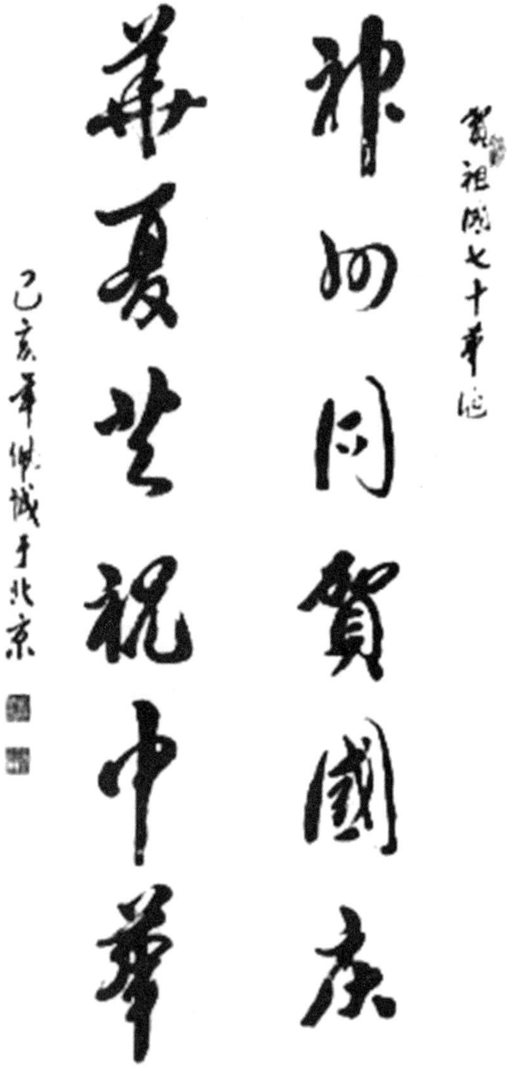

图 4-1　神州同贺国庆，华夏共祝中华

八、书法中美学欣赏

为什么说书法是一种美学艺术呢？这里当然有讲究、有学问。书法美学有着百年的历史。作为普通民众，并不需要知道高深的学术理论。而大家最为关心，实际上最为关键的一点在于：中国书法点画的书写，引起了人们对现实生活中事物的形体美与动态美的联想。在这里，形体美是一种静态的美，一幅优秀的书法作品给人以美感的享受；动态美不是看到某一具体事物动态的如实摹写，而是指以富于动感的点线与结构表现了事物的轻盈、敏捷或矫健的动态，让人们回味无穷。

而以上所说的书法中的美感又是如何产生的呢？即人们如何才能捕捉到书法艺术中的美感呢？要靠如下的过程与手段：

1. 用心境去酝酿

书法美感的产生首先源于心境。心境是指一种微弱而持续的情绪状态，往往与主体的需要相联系。因此，在观看一幅书法作品时，先要使自己从繁琐的事务中解脱出来，内心要平静，用审美的眼光去看待该作品。这时，作品不再是单纯的物品，不再是纸和墨的结合，而是观察者情感的载体与对象。

2. 以感知去获得

感知阶段是指欣赏者感觉、知觉作品，从形式即作品的

“外形”上把握作品的阶段。主要感知书者的表现技巧与手法，感受作品的造型空间与造型想象。

书法之所以被称为造型艺术，其造型空间不同于生活中的空间，它需要想象的介入。“三分字，七分裱”，其目的是通过装裱使作品的造型空间独立出来、衬托出来，使它更有韵味，让欣赏者更容易进入想象。

欣赏作品的造型空间，要求我们立体地看作品。具体说来，书法讲究中锋用笔，是为了求得笔画产生圆、厚的立体感；讲究用墨，为的是求得层次的变化，笔墨是实，布白是虚。一幅优秀的书法作品，其布白往往耐人寻味，好像是摄影作品中幻化的背景，虽然看不出具体的内容，但可以使你感受到丰富多彩，在它的衬托下，“前景”更加突出。“知白守黑”就是这个道理。

3. 靠理解去领悟

书法艺术作品是书者提炼生活、有所感悟、化为意象的过程。书者对于现实感受所产生的情感、情绪不同，他的作品也会相应地以不同形式表现、表达出来。观察者理解某作品，就是通过作品外在的、静止的艺术形式，想象书者创造的内心及其动态的过程，“感同身受”地去体验书者的情感，从而深入理解其作品。通过理解获得的并不是抽象的概念，也不是科学的数据，而是观察者头脑中出现的与记忆表象有关的具体形象。例如，当人们看到作品的形式——“悬针垂露”，很可能获得的是现实中的意象——奔雷、坠石、水流、飞鸿等。正是由于书法作品内涵的丰富性，人们可以形成关于作品多层面的印象。

书法美是一个系统的整体的美，是一种以语言及文字为载体，以线条结构为具体形象，以抽象的审美理念为思维过程，让人产生一种美的享受的艺术形式。虽然书法在中国历史发展过程中产生了许多的流派与理论，但它们都有一个共同点，就是都以文字为基础的一种艺术。让我们在书法中体验美的感受，提高自己的审美水平，形成高雅的审美意识。

从书法中获得美感，学会欣赏！

九、书法的心理促进

书法艺术的形神韵动，体现了许多心理学的意识运动思想。其畅神与健心的价值功能，又符合了人们的心理需要，这正是我们在此弘扬书法的新价值所在。中国的某些心理学家还提出书法具有临床治疗的功效，是一种临床心理治疗的有效手段，称为书法心理治疗。

1. 书法可以改善情绪

书法对情绪的调节作用一直都是书法心理学研究的重点。有学者对某小学生群体学习书法的过程进行了若干年的追踪观察，结果发现，书法对儿童的积极情绪状态发展具有较大的促进作用，而且书法训练能够促进儿童更多地采用积极的态度看待问题与事物。

2. 书法可促进人格发展

某学者选取了121名二年级学生，进行了为期两年的追踪研究。与没有接受书法训练的学生相比，书法训练组的学生在情绪上更加稳定、冷静，性情相对和顺，有较强的自制力，思维也更加开阔。因此，得出了书法对儿童个性的成长具有积极的影响作用的结论[1]。

3. 书法与心理健康

有学者以在老年大学参加系统书法练习的老年人做研究组，一般老年人做对照组，探讨书法练习对老年人的心理健康的作用，数据同样支持了书法练习对心理健康的促进作用。

大量实证研究都表明了书法练习能够促进心理健康。那么，其中的道理又是怎样的呢？

许多学者做出了如下的解释：①汉字书写过程为书者创造了丰富的知觉体验、情感体验，从而书者在书写过程中能产生更多的乐趣，乐趣必然会促进精神状态的改善；②在练习书法的过程中，书者会产生多种生理反应，如身体放松、心律变慢、呼吸减慢、血压降低、脑神经活动加强等，这些生理反应直接改善了人的身心状态；③书写过程中，对于汉

[1] 袁晶，董晶晶，丁帅．浅析书法对心理健康的促进作用．学周刊：中旬，2014，10：213．

字的立体结构的想象思维作用，有利于大脑右半球的激活，促进大脑发展，自然健康状态大为改善。

书法是长寿、健康之良方！

十、书法高手的秘密

学习书法如何能快速成才呢？对于专修书法的人来讲，要想尽快写一手好字，有如下几个要点：

1. 学字顺序

（1）楷书入手：因为楷书的笔画最全面。当然，如有特殊爱好，从任何一种笔法，如草书、隶书、篆书、行书开始均可。楷书先练大楷，最好从颜体入手；接着练中楷，最好从欧体入手；再练小楷，可从王羲之的书帖入手。

（2）再学行书：最好先练小字，再练大字。市场上米芾的字典较多，可作为学习的参照。学习行书之后，再学草书。草书也可在学行书时，间而学习。因为有时两者并未区分得很清楚。想学隶书的人，最好先学篆书，这样方能写出古意。

2. 临摹字帖

学习书法的第一步自然为向古人、古代书法家学习，将他们的字帖作为范本。至于用什么字帖，怎么临摹，各有各的长处，不用一一而谈。准备得多一些，可参考的多一些，不是坏事，可以兼收并蓄。

勤于学练是要点。专心临摹，无间寒暑。终生向一切高手学习，不要故步自封。书店里的各种字帖非常多，还是要根据自己喜欢的方向、自己主攻的字体方向和自主的审美观点来选择。

3. 涵泳百家

在自己学到一定程度的基础上，需要博采众家之长，以期最终形成自己的风格。这就是从“精于一家”开始到“泛滥百家”，推陈出新，走出自己创新的道路。有许多书法家，每见到一个好字，都会“爱不释手”，如获至宝，认真学习，最后形成自己的风格。现在网络上也介绍了不少好字的写法，为我们的学习铺了一条更为容易的道路。

4. 善用激励

人往往会有惰性，在学习书法的历程中，不少人半途而废。开始还信誓旦旦地表示会持之以恒，过不了多久，也就荒废了。这里有个重要的学习原则——“自动被箍”原则，即要参加一个学习班，它要求你必须按时交作业，作业会有评语，也有评比，这样才能持久。

此外，每次书写作品前，要设立一个目标，如去参赛、参展。这样每次的书写就能建立在一个高起点上，会激励自己认真写好每一个字。如果仅仅是练习一下，抱着无所谓的态度，虽然没有压力固然有一定的好处，但久而久之，水平会提高得很慢。自然，人们希望自己的字越写越好，越好才会越有兴趣；越爱写，也就写得越好。这就是书法的一个诀窍！笔者的书法作品在 2014 年中国梦、两岸情海峡两岸大型书画展中获奖，更重要的是参与全球巡展，影响力巨大。这对笔者的书法练习就是一个激励。

诚然，科学与艺术之间有明显的不同：科学可以用知识与规律去统领，人们只要遵循规律就可获得长进。然而，艺术却需要用心去领会，用“能”去获得，而且不是所有人都能获得。这就要依靠胸襟、见解、内涵，或是取决于个人的领悟能力与天赋。我们希望在书法领域中奋斗的人们，能更全面地提高自己的悟性，靠头脑去写字，而不是仅仅靠笔去写字！通过书法的历练，提升自身的内涵。

用脑去写字，越写越好！

秘诀五

动练国球乒乓

秘诀内核

人的生命是在运动与安静中循环往复而不断推进的，运动会帮助人体功能运转。这个道理虽然人人都懂，但是在实际生活中，能够坚持运动的人，却不是多数。随着当代社会职业性质的变化，更多的人脱离了繁重的体力劳动，人的机体实际是更多地静了下来。对于现代社会，要多强调动，机体均衡的动。2016 年全国卫生与健康大会发出加强体育锻炼的全民战略口号，再次强调了体育运动的重要性。

生命在于运动！保证生活质量在于高水平的运动！

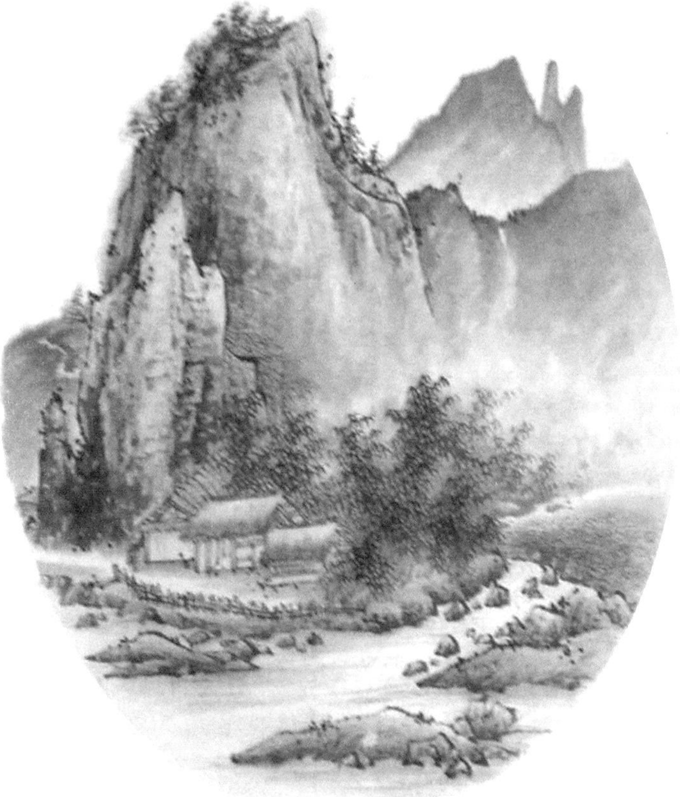

一、各种健身均有益

运动，是一个人的日常活动，伴随着我们的生命历程，也是生活不可或缺的伴侣。

1. 运动有益身心

经常运动可以保持人的体力与精力的旺盛不衰。“用进废退”指的就是人体的各个器官要不断地使用，从而保持强劲的状态，而且会越用越好用。年轻时养成的运动习惯，对身体的功能与形态的促进具有极其长远的效用。中老年人坚持运动，是延缓衰老、防病抗病、延年益寿的重要手段：①心功能促进，研究发现运动对改善心功能有好处。运动可以加强心肌收缩，加快血液循环，改善心肌供氧，减少患心脏病的危险。在同一工作环境下，运动少的人比运动多的人更容易患冠心病。②躯体功能促进，运动也有助于多种躯体疾病的康复，通过有计划地、循序渐进地进行锻炼，就有可能会慢慢恢复原先那种健全而活跃的生活状态。经常打太极拳的老年人高血压发生率不到同年龄不打拳的老年人的一半。③血管功能促进，运动可预防血管硬化。病理学家通过对尸体解剖进行研究，发现脑力劳动者的动脉硬化发生率是体力劳动者的几倍。运动可防止胆固醇在血管中沉淀，扩张动脉，减少血块完全堵塞动脉的可能性。④脑功能促进，运动能提高大脑功能。大脑支配肢体，肢体的活动又可兴奋大脑。经常锻炼可提高脑功能，提高回忆的效率，从而增强记忆力。此外，运动还是改善睡眠、增加食欲、消除焦虑、镇恐压惊、缓和紧张情绪的灵丹妙药。

2. 运动讲究均衡

尽可能多选一些运动项目，特别是年轻人，让身体的四肢、骨骼、肌肉、神经，甚至内脏都能够得到全面的锻炼。有氧运动和力量训练相结合是公认的理想运动搭配，不仅能全面提升身体素质，还能让你看上去更年轻。四项训练做到均衡，效果会更好。①平衡训练：太极、瑜伽、课间操、工间操，或其他需要平衡的运动都属于平衡训练，它们的主要益处是提高身体的移动性，增加柔韧性，帮助掌握身体的平衡性，减少摔跤和骨折的风险。②姿态训练：姿态训练应该贯穿在日常生活中，坐、立、行都要注意保持正确的姿势。坐时不要前倾后弯，更不要久坐不动；站立时要挺胸抬头；走时要注意高抬腿等。姿态训练能帮助保护我们的脊柱，减小脊柱压力，减少摔跤和骨折的风险，特别是脊柱骨折的风险。③力量训练：健身器械、家庭力量训练（如拉力器等）均有助提高肌肉和骨骼强度，并且能优化姿态。注意力量训练要包含主要肌肉群。它的好处是燃烧更多的热量，提高新陈代谢率，减少糖尿病的发生；保护心脏；提高身体对抗疾病的能力，延缓衰老。力量训练特别要注意控制好强度。④负重训练：即以增加肌肉强度及体积为目的的运动训练，包括走路、跳舞、跑步或慢跑、爬楼梯、健身操等，这些训练有益于心脏健康和骨骼力量，能增加骨密度，防止骨质疏松。

3. 运动要控制量

人在剧烈运动时，体内会产生较多的肾上腺素和皮质醇等激素，这些激素增加到一定数量时，脾产生白细胞的能力就会降低，使淋巴细胞活性大大降低，人的免疫力便会降低，24 小时后才能恢复到原来的水平。在此期间如果遇到细菌、病毒侵袭，便容易罹患感冒、肺炎等感染性疾病。因此，体育锻炼要适当，以锻炼后精神饱满、不感到疲劳为标准。记住训练前热身，训练后拉伸，运动中使用适宜的呼吸方法。

坚持运动，有益身心！

二、乒乓球是好选择

乒乓球是中国的国球。非常多的中国人喜欢打乒乓球，而且水平非常高。笔者认为，这项运动很值得我们去弘扬、去传播，更应该作为我们伴随终身的运动爱好。

在诸多的运动中，篮球、排球等可以算是“巨人运动”——要求运动员个子要高；足球、网球可以说是“体力运动”——对运动员体能要求极强；而乒乓球则十分温和，且老少皆宜。力大的可用大力——泰山压顶式攻击，力小的用小力——以柔克刚，四两拨千斤。

更重要的是，乒乓球是一项具有全方位健身效果的运动。多项研究报告，经常打乒乓球可以改善人体的循环系统，使心肌变得有力，每搏输出量增加，血管壁弹性增加，从而减少心血管疾病的发生率。同时，乒乓球运动可以使呼吸肌得到锻炼，有效增加肺活量，改善呼吸系统功能，从而减少呼吸系统疾病的发生。更加直观的是，长期打乒乓球的人肌肉发达，关节灵活，力量变强，速度变快，灵活性与协调性增加，充满了勇气、精神与活力。

乒乓球更是一项锻炼大脑的运动，在运动时，大脑需要对来自眼睛、耳朵的信息，即对来球的旋转、落点等一系列技术指标，进行思考、分析、判断，这能充分调动运动者的视觉、听觉与中枢神经系统及全身肌肉的快速反应，帮助他选择最佳的击球点，考虑最为正确的战术策略，恰如其分地进行回击。因此可以说，长期的乒乓球运动可以大大提高神经系统的反应速度、力量与综合协调能力。

乒乓球还是一项愉悦身心的减压运动。参加乒乓球运动，与球友交流经验、球技，不仅能达到相互学习、共同提高的目的，还扩大了社交圈、增加了人际交往，从而促进人们生理与心理的良性发展。

乒乓球实在是不可多得的一项好运动。在中国，乒乓球得到了广泛的普及，国家水平世界一流，群众水平也颇为高超。乒乓球能使大家享受到极大的运动带来的快乐与身体上的愉悦。

乒乓球，一项难得的好运动！

三、乒乓球基本准备

如何能从乒乓球运动中获得愉悦感呢？是不是随便打就能产生愉悦呢？显然不是。进行乒乓球运动要做到以下几点准备：

1. 选好胶皮

①正胶：拍在底板与胶皮之间有一层海绵，海绵连同胶皮总厚度不得超过 4 毫米。刘国梁使用的就是正胶胶皮。特点是弹性好，回球速度快，能制造一定旋转，但旋转不强。②生胶：是正贴胶皮海绵拍的一种，胶皮颗粒较大，胶粒和胶皮较硬。王涛反手用的就是生胶。性能特点为反弹力强，回球速度快，对球的摩擦力小，球在拍面上停留的时间短于正胶，击球部位旋转弱，击出的球略下沉。③长胶：也是正贴胶皮海绵拍的一种，颗粒高度高于正胶、生胶海绵拍。邓亚萍反手用的是此拍。性能特点为胶皮较软，对球的摩擦极小，故不会受来球旋转的影响，用此拍搓削下旋球时，回过去的球变成上旋球（所以应少用）；挡或攻上旋球时，球变成下旋球（邓亚萍以侧切为主）。长胶本身不制造旋转，主

要依靠来球的不同旋转而产生相反的旋转效果。④反胶：将胶皮上有颗粒的一面反贴在海绵上，平的一面向外，是目前世界上大多数运动员用的球拍。它能击出较强烈的旋转球，但是反弹力稍差，回球速度慢。

2. 选好球板

①底板外观要平整，手摸上去要感觉平滑。②用手敲击，声音较脆且音源集中的底板弹性大，击球速度快，但稳定性差；声音闷、音源较泛的底板弹性小，速度慢，但稳定性好。③要选择适合自己打法的球板；要符合击球时不感到底板震手（球板不能太薄），控球性能较好的要求。厚度一般在 6.5 毫米左右（太厚可能过重）。

3. 海绵

要根据不同的打法选择不同的海绵予以配合。

4. 准备好着装

①服装要选较轻的材质。运动衣裤要伸缩性、吸汗性、散热性及蒸发性较好；②要用乒乓球专用球鞋，防滑性能好。鞋以略宽松为好。袜子选用厚底绒毛状的保暖且具缓冲性能的为好。

准备好适合自己打球风格的工具！

四、乒乓球技术要素

在进行乒乓球训练前，我们应掌握某些关键的知识点。这对今后的训练与水平的提高甚为关键。

1. 乒乓球技术五要素

弧线、力量、速度、旋转和落点是乒乓球最为关键的5个技术要素。①弧线：指的是乒乓球在空中飞行的轨迹。由于球网的关系，乒乓球运行必须以一定的弧线形式表现出来。当来球反弹后比球网低时，球拍应向前偏上方发力，以使球的飞行弧度增高，避免下网；当来球反弹后比网高时，球拍应向前偏下方发力，使球的飞行弧度减小，避免出界。②力量：这是一个非常关键的因素。当你在进攻中加力扣杀时，可迫使对手接不到球或回球质量不高；加力摩擦时，也可更有效地制造球的旋转性。③速度：球场的战机稍纵即逝，运动员能在最短、最快的时间内处理好球，取得胜利的机会能大大增加。④旋转：利用与制造各种旋转球，为自己创造有利局面，使对手难以回击或迫使对手回球失误。这是在比赛中应考虑的一个问题。⑤落点：要想让一个小小的乒乓球更具有制胜的威力，必须要思考球应落在对手球台的什么位置，从而调动对手前后左右移动、奔跑，这样胜利便唾手可得。

2. 常用的打法类型

综合各种技术、战术及其运用特点，人们普遍认为有四大打法类型：①快攻类。该类型包括两种打法：一是左推右攻，二是两面攻。两者共同的特点是近台站位，以速度为主，攻在前面，先发制人。这类打法的技术风格为快速、准确、凶狠、多变。②快攻结合弧圈类。特点是中近台站位，以速度为主，结合旋转。弧圈球是进攻的主要技术，也可为后续进攻开路；处于被动时，可以它相持、过渡，伺机反攻。③弧圈球结合快攻类。特点是中近台或中台站位，以拉弧圈球为主要得分手段，常以前冲弧圈球代替扣杀，也包含一定的快攻。④削球类。中远台站位，以削球的旋转变化及伺机进攻为其得分手段。4 种打法可以综合考虑，但以一种打法精通为好。

乒乓球关键技术要素要牢记！

五、乒乓球运动意识

乒乓球是一项竞争性、娱乐性均很强的运动，更重要的是它是一项可以锻炼头脑的运动，即其需要有明确目的性和方向性的心理活动。乒乓球运动可以让我们增强以下意识；而有了以下意识，才能快速提高自身水平。

1. 判断意识

对付不同的来球，会有不同的打法。若想打好球，首先要对来球做出及时、准确的判断，这是一场比赛的关键。也就是说，你要能识别出来的球是上旋还是下旋球，是长球还是短球，是长胶打过来的还是反胶打过来的。

2. 盯球意识

盯球是正确判断的基础。选手每打完一球，都应随时密切注视对手击球的动作，尤其是击球瞬间的动作，并紧盯对手击出球的弧线、前进的方向、可能的落点。

3. 移步意识

应有这样的观点，打乒乓球不是单纯地靠手法，更重要的是应有步伐意识。也就是说，要确保在最佳位置和时间击球，最大限度发挥自己的特长。例如，侧身攻必须要有移步的准备，移步到位技术才能有效发挥出来。

4. 还原意识

每打完一个球，应迅速调整重心，将身体尽量还原，接近准备姿势，为还击下一板做好准备。许多运动员自认为自己的一拍球对手接不回来，便懈怠下来，没想到对手居然还击了回来，反应不及，造成了失误。

5. 战术意识

一是注意研究比赛中运用的战术，只有合理地运用战术，才能使技术充分发挥。二是在训练时应带着战术意识练球，如打大角度练习和攻追身战术就可以有机地结合。

6. 落点意识

在训练中，特别是比赛中，要注意击球的落点。一般情况下，大角度球、追身球、近网短球、底线长球和似出台未出台的球的落点较好。对于左推右攻打法，若能打出反手底线下旋球和调右压左的回球落点最有威力。

7. 旋转意识

在训练中，要自觉提高发球、搓球、拉球、放高球等技术的旋转强度和变化，善于利用这个变化来扰乱对手的节奏和战胜对手。

8. 速度意识

提早击球时间，重视手腕、手指的力量。能快则快，不能快时先过渡一板，争取机会再转入快节奏。

9. 变化意识

不仅应主动变化落点、旋转，还应主动变化击球的节奏。如同一类发球，有节奏较慢的，有节奏较快的；球拍接触球前的动作还要隐蔽，让对手看不出来。

10. 抢攻意识

力争抢攻在先，能抢则抢。善于打侧身攻者，应采取提前上手或直接搓长球到对手正手的策略。

11. 凶稳结合意识

威胁性与准确性是相互依存的，并在一定条件下可以转化。因此，在训练与比赛中，一定注意二者的结合，不可以过于偏重其中之一。

12. 创新意识

乒乓球运动的创新应该从技术、战术、训练、理论等多个方面进行。创新意识是乒乓球的生命所在。有该意识往往会事半功倍，这也是乒乓球运动发展的指路明灯。

多种意识的综合考虑是乒乓球制胜法宝！

六、发接球技术要领

乒乓球的技术是非常多的，在这样一本科普书中，不可能将这样一个大问题讲清楚，仅在这里和大家分享一些十分重要的技术要领，这些还需要在实践中去体会与提高。

1. 发球技术

①平击发球：速度慢，力量轻。球拍向前下方挥动，击球的中部略偏上部位。②奔球：速度快，落点长，冲力大，弧线低，突然性强。球拍立起，向前方稍下快速运动，击球中部，使第一落点靠近本方球台底线，以便发出长球。③转与不转的发球：球的旋转反差大，让对手判断失误。转球发出下旋，要以腰带动臂向前下方挥动球拍，拍面后仰，手腕加力，用球拍下半部偏前的部分摩擦球的中下部；发不转球时，用球拍的上半部撞击球的中下部。④侧上、下旋发球：通过摩擦球的侧部，让球产生旋转。一般是以侧下旋球为主，配合侧上旋发球。在速度上，可以把侧上旋球当作奔球

来用。

2. 接发球技术

关键在于站位与判断。①发球者在右角用正手发球，接球者应站在中线偏右处；发球者正手侧身发球时，接球者应站在中线偏左处。②观察对手发球引拍方向：一般情况下，用力方向与引拍方向相反，如发下旋球，球拍向上引；发左侧旋，球拍向右引；发奔球，球拍向后引。③根据空中飞行弧线判断：下旋球的轨迹弯曲度小，速度慢；上旋球的轨迹弯曲度大，速度快，着台后有一定冲力。④根据手感判断：如手感觉对拍的压力小，并有下坠感是下旋球；如前冲力大，球拍顶手是上旋球。⑤看清对手球拍的颜色及性能也是重要的判断。⑥接侧旋球：如对手发左旋球，接球者的拍形偏向对手右侧；反之对手发右旋球，拍形应偏向对手左侧。

笔者在一年一度的北京市卫生系统乒乓球比赛中，曾与队友参加团体比赛，在无差别年龄组中，荣获全市第 7 名的优良战绩。

接发球好占据 50% 的主动！

七、乒乓球进攻技术

要赢得比赛，不能仅依靠对手的失误，而要用自身的进攻赢得胜利。因此，在乒乓球中进攻动作至关重要。有以下关键技术需要掌握。本书以右手直拍技术为例，横拍作为参考，不另介绍，以控制篇幅。

1. 攻球

①正手攻球：向前上方挥拍，引拍动作不要太大，注意腰的转动，击球点在身体的侧前方。②反手攻球：拍向后引至腹前，转体同时沉右肩，球拍与手臂基本保持在一条线上，肘关节和右肩略前顶。向前上方挥拍，球拍略前倾。击球点在体侧前方，转腰时重心转至右脚，击球时手腕发力。

2. 推挡

站位近、动作小、速度快、落点变化多。①挡球：在来球的上升期，以接近垂直的拍形推击球的中部，只以前臂和手腕轻轻用力，主要借来球的反弹力将球挡回。②快推：球速快，动作小，落点活。在来球的上升期，以稍前倾的拍形推击球的中上部，球拍击球瞬间前臂和手腕自然向前向上发力，快速击回。③加力推：在球的上升期，击球中上部，上臂、前臂和手腕向前下方发力推压，腰髋同时用力。④减力挡：力量要轻，动作小。击球瞬间前臂和手腕轻轻后移，使球轻轻飞回。⑤推下旋：在来球上升期，击球瞬间上臂、前臂和手腕使球拍向前下方摩擦球。

3. 搓球

是回击下旋球的一个稳健技术，力量小、速度慢。球拍向前下方挥动，用球拍的下半部摩擦球的中下部。触球时，前臂、手腕适当用力，拇指明显用力；慢搓时，在球的下降期击球；快搓时，于球的上升期击球。摆短也是搓球的一个类型。触球时，手腕适当减力，动作较小，控制球落在对手半台的近网处。

4. 正手弧圈球

这是最具威力的进攻技术。以右脚为轴，腰部带动大臂向左转动，与此同时，迅速收缩前臂，前臂向前左上方挥动，拍形前倾，摩擦来球的中上部。在打爆冲弧圈球时，应在高点期或上升期击球。

5. 弹击技术

速度快，突然性强。在来球的高点期，以肘关节为轴，通过前臂和手腕弹击力量击中球的中部。

把胜利掌握在自己手中！

八、心理素质的作用

乒乓球是一项竞技体育，有输有赢，自然就会有快乐和悲伤。诚然，如果只是打一打，练一练，没有输赢，也是一项好运动。但是，它之所以能吸引更多的人参与其中，也必然有竞赛带来的无穷乐趣的因素。对于业余爱好者来讲，不是专业运动员，不需要那么艰苦、努力来达到一个竞技状态。但是，如何在比赛中最大程度地发挥自己的技术水平也很关键。尽管比赛不是赌博，没有功利性，但毕竟也有一个输赢的结果。绝大多数人也很希望自己的技术能达到高水平，这样会有更大的乐趣，也才能遇到水平更高的对手，让自己获得更大的提高和乐趣。在这里，其实有一个非常值得我们思考的问题，就是心理状态在乒乓球运动中的作用。我们可以通过以下几个方法来调整我们的心理状态。

1. 注意力训练

打球时，能做到不分心、不受到外界的干扰，并不是一件简单的事。因为内心往往有怕输的想法，外界常常有评论和支招。此时，最好的办法是：①人为地在自己周围竖起一道“高墙”，把自己封闭起来，任凭风浪起，稳坐钓鱼台。②内心干干净净，把之前的成绩忘得一干二净，从零做起。世界冠军常常对自己讲：“我只是一个普通的运动员，在参加一项普通的比赛。”这是何等镇静！

2. 意志力训练

不管是比赛还是训练，都要有一种坚韧和顽强的品质，不管输赢，不管落后多少，即使是最后一分，也要拼搏，不放松、不气馁。这也是在实践中，不断摸索和训练的结果。往往内心有一丝退却，在表现上便会一溃千里。

3. 控制力训练

一个人在做任何事情中，都要有自我控制、自我约束的能力。其实，大多数的情况不是对手在向你施压，而是你在与自己“较劲”。此时，最好的做法是积极暗示。不说“别紧张”“别失误”“别想输赢”，而是对自己说“放松”“盯住对手正手打”“果断”。往往消极暗示会带来消极的结果，积极的暗示会有积极的成效。

打乒乓球要身心双用！

九、乒乓球自我保护

乒乓球是一项比较安全的运动，但是也不能掉以轻心，应注意不要受伤。最重要的是保护 4 个部位。

1. 保护好腕部

人的腕部由 8 块小骨组成。这是手腕能做出各种动作的原因。手腕的活动范围很小，当击球时，整个手臂起到杠杆的作用，手腕快速做出内旋、外展的动作。如果腕关节灵活性不好或腕关节力量较差，则容易发生运动损伤。因此，运动前要做好腕部的准备活动，运动时不要发“死力”。轻度损伤时，24 小时内冷敷；24 小时后可用中药热敷，适当按摩，促进淤血吸收。

2. 保护好腰部

在乒乓球运动中，人体始终要保持上体前倾的状态。这时，腰椎的棘上韧带、骶棘肌也要保持紧张状态。运动过后若不注意放松，则可能造成过度疲劳，积劳成疾。在乒乓球运动中，几乎每一次击球，都离不开转腰这个动作。腰部活动以大肌肉群为主，若准备活动不充分，也容易造成腰部的运动损伤。因此，在打球前，一定要做好腰部的准备活动；打球过后也要做整理活动，并充分休息。若腰部有轻微损伤，可减少活动，按摩、远红外照射等有效；重度损伤，要到医院全面处理。

3. 保护好膝关节

由于在打球过程中，膝关节始终处于半屈位，关节周围韧带处于紧张和牵拉状态，容易造成损伤。保护膝关节一方面要注意做准备活动；另一方面在打球时，不要单面运动，即总打正手或反手。打球中也要注意休息。

4. 保护好肩关节

如果打球时，长时间用手臂扣球会过度牵拉肩部肌肉，容易造成肱二头肌腱损伤。为防止损伤，在训练前，一定要做好准备活动；在运动中，每半个小时要适当休息，放松肩关节。

对于业余爱好者来讲，身体的健康是首位的。

肌肉的劳逸结合非常重要！

十、成为乒乓球高手

人们都想成为高手，在乒乓球运动中也不例外。如何找到这样的诀窍呢？这的确是一个难题。无数人用实践已解开了这一道难题，它没有绝对正确的答案，只有一条通往成功的无尽的道路。以下是一些重要的战略、战术方法，供大家参考：

1. 对付长胶

①遇到下旋球时，长胶用“拱”“刮”动作回击的球，属略带上旋的不旋球（下旋来球越强，长胶回击的球的上旋也越强）。这时一般用正手攻或“拉冲”，反手用“推”（直握拍）或“拨”和“弹打”（横握拍）回击。②遇到上旋球、弧圈球时，旋转越强，长胶“磕”球的下旋也越强。这时，一般用拉高吊弧圈应对，也可用“搓不转”和下旋过渡。③遇到侧上、侧下旋球时，长胶一般用“撇搓”“挤搓”“拱”“刮”等动作，回击的球的旋转与来球的旋转相反，且呈左右、上下晃动状态。这时，易打到手指和拍边上，甚至漏掉。因此，要看准球飞行的轨迹，慢半拍打球，不要太急太快。④遇到不转长球时，长胶用“搓”回击的球，属不旋球。若长胶用反手“推”，正手用“刮”和“抹”一板回击的球，属略带下沉的（下旋感觉不明显）不转球。这时，可以进攻。⑤遇到不转短球时（来球轻轻地、慢慢地），长胶一般用“轻靠”或“轻撞”一板回击的球，属略带下沉的（下旋感觉不明显）不旋球。这时，（台内）易下网，可“托一些搓”过渡。

2. 对付正胶、生胶

首先，正胶的速度快，在近台有一定的优势，针对这一特点，可采取以下几个方法：①采取中台站位，加强弧圈球的使用，迫使对手和你打相持球，以发挥你的优势。②正胶拉出的球弧度较低，线路比较“贼”，在相持的时候要多注意。③生胶在外形上和正胶比较相似，但是弹性更大，速度更快。对付反手生胶的主要策略是弱化其优势，对其反手位进攻。注意观察对手站位，不要让其侧身用正手位与你对拉。当对手用生胶与你对攻相持时，生胶的攻球效果肯定不如反胶，所以你的优势又会显露出来。

3. 对付弧圈球

弧圈球的特点是飞行弧线低、速度快、前冲力强，落台后弹起不高，但急向前冲并向下滑落，能起到与扣杀相同的作用。

（1）熟悉旋转规律：正确地判断来球的旋转性质及旋转强度，了解和熟悉各种不同性能球拍的击球特点，是对付弧旋球的前提。如对手为右侧旋转，你的拍形应偏向对手左侧。正所谓“知己知彼，百战不殆”。

（2）调整拍面方向：如用推挡回接，对手发至你反手位的左侧弧圈球时，拍面方向应偏向对手右侧一些，拍面角度向前倾一些。

（3）用力量压制：假若对手拉过来的球偏高，可做近似直线的扣杀。由于大力扣杀，击球力量大大超过了来球的力量，从而削弱了对手来球的旋转作用。根据这一原理，在回击低球时，主动发力击球，比较不易“吃旋转”；反之，越不敢打，越容易“吃旋转”，也就越被动。

（4）用速度战胜：一般可采用 3 种方法。①提高单位时间的击球次数。争取板板紧逼，迫使对手在匆忙中回击，从而影响其击球质量，这样便能取得主动。②突发性要强。在与对手相持中，突然加快击球速度，可以破坏对手的击球节奏，使其勉强回接。③挥拍击球的速度要快。根据动量变化等于冲量的力学原理，挥拍击球的加速度越大，其动量也越大，给球的力量越大。这在一定程度上可以减小对手来球的旋转作用，这是处理弧圈球的关键原理。

4. 对付削球

①对手是正面反胶、反面长胶：发下旋到反手，这样他的搓球不带旋转（甚至是上旋）。不过要小心他的“拱”，球比较飘。同时应配合发长球到他正手。拉攻时注意对手长胶是拉得越转，削得越转，所以爆冲对手反手的球对方很可能回出强烈下旋（当然他不倒板的话）。可以轻拉对手反手使其回球不太转，然后伺机爆冲。②对手是双面反胶且这样的削球手可以两面加转，同时配合旋转变化。主要要看清旋转，不要被对手的转与不转所迷惑。③对手是一正一反或一生搭一反：可能旋转变化更多，但是正胶、生胶面削球旋转不是

很强。④对手是一反一防弧的削球手：防弧面基本没什么旋转威力，但防弧削球飘忽下沉，且不往前走。因此击球时间不宜过晚，以免拉空打空。⑤对于所有削球，要注意不要跟对手磨耗，进攻打他个突袭，配合短球。注意多打其追身球，因为削球手在追身位置时很难削出高质量球；然后冲两个大角。

笔者 67 岁时，在北医乒乓球俱乐部举行的“梁戈亮 - 克莱斯老友邀请赛”上，一举打败匈牙利前世界冠军。这有点运气成分，但更重要的是战略战术运用得当，没有心理负担，才能创造佳绩。

5. 对付正手攻球

①打他的反手位，快攻型的选手一般不擅长打持久战，通常会发球（上旋球居多，而且多会往你的反手位发）抢攻。接球的时候就要反应迅速，把球压到他的反手位。②如果对手是打弧圈球的，要预先判断球的落点，在球刚弹起速度还不快的时候接球。③最好的方法还是在进攻上主动一些，控制好节奏，掌握主动权。

希望在自己手上！

秘诀六

体验漂浮神奇

秘诀内核

在经历了新冠肺炎后，大家更加懂得了健康对人类的意义。在20世纪70年代，一个神奇的疗法——漂浮疗法出现了，大大促进了人类生命与生活质量的提高。然而，目前中国大众对漂浮疗法还比较陌生。随着改革开放的进程加快、人民生活水平的不断提高，大家越来越追求生命的愉悦，新方法也慢慢走近了我国民众的生活圈。

体验漂浮神奇，增加生活幸福感！

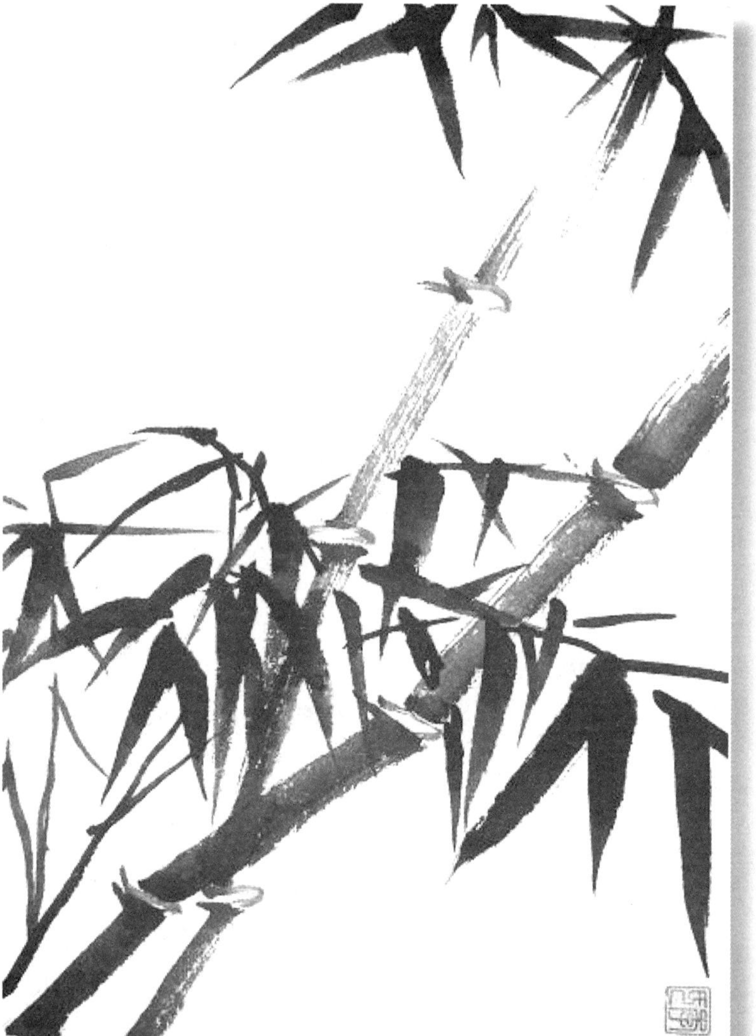

一、减少感官刺激史

追求身心的内外平衡是人类的一个永恒的话题。在人类文明的历史进程中，不同时期的人们通过使用不同的方法来实现这种平衡，每一种方法都围绕着减少感官刺激的目的被创造出来。自人类文明出现以来，几乎所有宗教的僧侣，都经历着某种形式的减少感官刺激训练——参禅、打坐、素食、闭关，辟谷、朝圣等。

各种文化的传承过程中也都能找到减少刺激的印记。伊特鲁里亚人、意大利人和罗马人创造的洞穴疗法旨在通过定期让自己独处在无声、无光的洞穴中来换取精神的净化，传说这样才能跨过死亡之河。据史料记载，某民族人群以吟诗的形式传送神谕，他们躺在黑暗无窗的房间里，头上盖着毯子，通过这样的方式来减少外部的干扰，从而求得内在精神的升华。现如今保存下来的很多那个时期的著名诗歌就是在这样的环境下被创造出来的。这一传统一直保留到 17 世纪。

人类探索身体感知的踪迹还可以追溯到 5000 年前的印度吠陀经经文，吠陀心理学将它以科学的方式描述了出来——“如果在黑暗中长期缺乏声音感知，那么听觉就会自己制造出声音，通常会以鼓声或铃铛的声音出现”。印度人早期对减少刺激的领悟推动了瑜伽技术的发展，现在我们知道瑜伽技术中强调的静心即在培养冥想状态。

纵观亚洲历史进程，日本、印度和中国西藏地区在哲学、医学领域已经发展并保留了减少感官刺激的技术，如较知名的日本森田疗法一直被沿用至今。此外，黑暗疗法（Dunkeltherapie）是由德国人类学家霍尔格·卡尔维特（Holger Kalweit）在20世纪60年代提出的，这是减少刺激的技术首次进入现代西方医学的标志。

冥想历史十分久远！

二、漂浮疗法的诞生

20世纪50年代，心理学专家、精神科医生和神经学专家开始对大脑与意识产生兴趣，也就是这个时期，很多科学家着手研究意识的起源是否与作用于大脑的外部刺激有关，其中包括约翰·利利（John C Lilly）。他的目标是通过将感官刺激强度限制在最小的范围内来了解大脑电活动以及脑与意识之间的联系。利利提出将实验室搬到水中的想法，即建造一个恒温（即34.6℃）水箱以满足限制声音、光线和重力对人体中枢神经系统作用的要求。就这样，设计一个漂浮水箱的念头在利利脑中建构出来。

1954年，利利开始实验并建造了世界上的第一个漂浮舱，他经常自己在舱内一待就是好几个小时。他发现，这是一个与外界刺激隔绝的理想环境。在这个环境下，身心的感觉是愉悦的，身体进入了一种深度放松和平静的状态。在这种状态下大脑会被激发，产生很多创意。此时的意识状态介于清醒和睡眠之间，是一种从未有过的意识状态。起初，利利的研究成果并没有被其他科学家认同，他们认为过度减少或消除外部刺激会导致心理和行为的不良后果。这些观点显然阻碍了漂浮舱作为一种心理治疗工具的应用，但利利坚称研究结果呈现了一种令人愉快的放松状态，并且该过程区别于之前的研究，可以由受试者独立控制完成。他的这一结论在很多年后才得到了各领域科学家的认可。利利的发现是一个重要的创新，从一个大多数人们认为有副作用的感觉剥夺中，发现了一个全新的、伟大的功效。

漂浮疗法的诞生是个奇迹！

三、神奇的理化作用

中国的第一台漂浮仪由笔者与北京医科大学（现北京大学医学部）邓伯庄教授及朱燕工程师于 1997 年在北京市第二医院创建成功。21 世纪后，一批留学归国的年轻人，组建了中国的漂浮研发团队。2018 年，第十代漂浮舱诞生。这一国际上处于领先水平的智能物联网漂浮治疗设备，可以做到全自动控制漂浮设备，并自动收集人体生命体征多种信息，如呼吸、心跳，甚至脑功能。漂浮液通过了欧盟 RoHS（关于限制在电子电气设备中使用某些有害成分的指令）检测，漂浮舱通过了中国康复设备仪器的认证。中国中医药信息学会漂浮疗法分会于 2018 年 1 月成立，笔者担任第一届会长。漂浮疗法的三级漂浮师的标准于 2018 年 6 月制定，一系列研究工作也随即展开。第七届世界漂浮大会于 2018 年 8 月在美国波特兰举行。笔者代表中国的学术报告演讲引起与会者们的极大兴趣，世界多国对中国在漂浮疗法领域取得的成绩给予了极高的评价。

漂浮疗法所引起的物理与化学现象的神奇变化可以从下面的描述中看出：

1. 高浮力

类似于死海中“鱼漂”的感觉。漂浮治疗仪是一个封闭的容器，称为漂浮舱，内装有水及硫酸镁。这种高浓度液体的浮力，比死海和美国大盐湖的浮力要大得多。因此，受试者躺在该溶液上，很快就会漂起来，不需用力，就像钓鱼用的鱼漂一样，自由浮在水上。这种感觉是奇特的。凡是经历过在死海上或漂浮舱中漂浮的人们，都可能会感受到漂浮的效果太神奇了。

难怪有人形容，进入了漂浮舱，就是进入了悬浮的世界——神奇而美妙。

2. 高遮光

可达到几乎看不见。这是一种外界视觉刺激几乎完全消失的状态，与我们在生活中进入黑暗房间的感觉不太一样。因为进入黑暗的房间，大多仍能感到房间外的一些光线；而漂浮舱中的黑暗是一种特别的无光世界，使人们产生一种从未有的感觉。它屏蔽了外界的一切，让人能够进入一个全新的世界中。诚然，有些受试者需要灯光，这也完全可以做到，而且可以根据其需要的程度，对光的亮度给予调整。如果需要，我们还可以人为地营造出一个美丽的星空，以及各种可能的环境，制造一个地球上的星空世界——宁静而舒适。

3. 身体的“边界”消失

漂浮仪中的水温保持与人体皮肤表面的温度相同，不冷也不热，受试者很快就失去了水温与皮肤的感觉差别，整个身体就像被融化了。身体的边界感觉消失，如同人们在天空自由飞翔，丝毫不需要用力、可以到达任意的目的地。此时的人们似乎飘在太空的世界——自由而快乐。

4. 人体的重量感消失

漂浮舱还能产生一个很重要的效应，就是无时不在的地球引力所造成的重量感也消失了。用漂浮舱发明者约翰·利利博士的话描述为：“你完全没有了重量感，完全没有了日常生活的那种负担。在日常生活中，判断行走的方向、不要摔跟头，可以占到你整个心理活动的90%，尽管有时是无意识的。所以进入漂浮舱以后，神经系统的主要负担没有了，它完全归还给了你，可以派上更大的用场……你好像漂浮在月亮和地球之间，没有任何引力可以束缚你了。当然你稍微动一下，还是知道自己在哪儿；但是如果你静止不动，世界便消失了，你的肉体也消失了。”因此，有人形容，进入了漂浮舱，就像人类再次进入了母体子宫的世界——安全而祥和。

5. 漂浮液的化学作用

目前，漂浮液的主要成分是硫酸镁。该溶液可以通过皮肤进入人体。因此，其化学成分对人体会有一定的作用。注射硫酸镁的作用有抗惊厥、降血压、改善胆囊功能、消炎去肿，还有导泻、改善肺功能、减轻哮喘症状等。这些功能在它通过皮肤渗透进入人体时也会得到一定的发挥。因此，也有人形容，进入了漂浮舱，就如同进入了五彩的世界——神清而气爽。

漂浮的理化作用是奇特的！

四、神奇的心理效果

漂浮疗法的临床应用研究已经取得了很大进展，也产生了关于解释漂浮的某些理论及其相关研究的结果。其中，关于漂浮疗法可能产生的心理效果的研究有很多。

1. 更多关注内源刺激，有利于内心矛盾冲突的解决

生理学家认为，人的觉醒与意识活动是依靠不断变化的外源性和内源性刺激而得到维持的。以往的研究者认为，当机体处于感觉剥夺状态时，所有的外源性刺激都被隔绝或减少到最低程度。这时刺激只能来自身体内，失去原有的内外源性刺激的平衡可能引发心理疾病。

目前的研究认为，对于每个个体而言，信息和刺激的水平都存在一个最适程度。在日常生活情境下，外源性信息和刺激输入过多，个体忙于应对外源性信息，就可能忽略内源性信息。当个体所处环境变得单一和安静时，外源性刺激减少，内源性刺激就会得到加强，得到更多的注意。

因此，漂浮疗法使个体能够更多地了解自己的内心情感、动机和感觉，有利于内心矛盾冲突的解决。有报道认为，焦虑障碍患者在漂浮疗法治疗后症状大为减轻。其原理与森田疗法的静卧期产生的效果极为相似。

2．外部环境刺激减少，使人们获得平静并重建自我控制

许多文献指出，在现代社会环境中，通常水平的刺激对某些人而言是过多的。这种环境刺激的超负荷，导致过多的刺激信息充斥个体认知系统，使个体无法有效应对，从而导致了不适当行为的产生。儿童孤独症正是这种情况。如果个体能够从这种超负荷的情况中解脱出来，而被置于刺激较少的环境中，那么个体就能够获得平静并重建自我，能够发展或学会更适宜的行为，不适宜行为就会减少或消失。

Peter Suedfeld[1]依据这一理论，应用小室治疗对儿童孤独症患儿进行治疗时发现，48小时的治疗结束后，儿童在各项心理量表的得分显示儿童的认知和学习能力提高；在实际环境中表现的得分显示，儿童社交和游戏行为改善。外部环境刺激的减少，对于很多人来说是有益的。

3. 暗示性提高，减轻了受试者的内在阻抗和防御机制

感觉剥夺研究很早就已经发现，感觉隔离会引起受试者对暗示的敏感性增高。以往的学者将其视为一种负性的表现；而目前的学者认为，正应该利用这一点，使漂浮疗法成为其他心理治疗的有效辅助手段，与其他方法联合应用来提高其他方法的疗效。他们认为，漂浮疗法减轻了受试者的内在阻力和防御机制，加快了人体对某些信息的加工过程。而这些信息可能与受试者现存的信仰、观念和行为不相容。在通常情况下，即使这些信息对受试者是有益的，受试者可能也会将其摒除，而漂浮疗法能帮助受试者解除对有益信息屏蔽的不正常状态。

有研究表明，在暗示的感受性方面，通常儿童与女性较高，自视清高的男性往往较低。但是在漂浮治疗中，受试者接收有益信息的能力与可能性提高了。临床结果表明，男性

---

[1] Suedfeld P，Schwartg G. Restricted environmental stimulation therapy（REST）as a treatment for autistic children［J］. Journal of Developmental & Behavioral Pediatrics，1983，4（3）：196-201.

表现出的对漂浮疗法的接受程度与效果均非常好，男女两性之间并无明显差异。说明男性对暗示的感受性可能已提高，在漂浮治疗中获得了改善。

4. 对刺激的饥饿状态，使人们对回避的信息更易于接受

在漂浮疗法情境下，对外源性刺激的限制，造成了受试者对刺激的饥饿状态。因此受试者对那些通常会回避却有益的信息态度更加开放，也更易于接受，即受试者的可接受性增高。因此，也有学者称漂浮疗法为个体态度的“解冻剂”。例如，有报道称漂浮疗法成功治疗了恐蛇症，其原因是个体充分接受了不应怕蛇的信息，与原来头脑中害怕的信息形成对抗，从而取得了治疗的成功。

5. 意识高度空白，让人们可以享受宁静的快乐

由于受试者在漂浮时，耳朵也要置于水下，用塞子塞着，使其与外界的声音隔绝，但他可以听到治疗师的声音。在这种视觉和听觉减弱的情况下，漂浮舱就可以使人产生“虚无”或“空白”的意识状态，即有一种飘飘然的感觉。这种感觉是使人欣快的。而且，“空白效应”仅仅是漂浮舱功能的开始，随后对环境刺激的限制会对人的感知觉产生一系列特殊的效果。

漂浮产生神奇的心理效应！

五、神奇的成绩提高

漂浮，可让人们进入稳定思维的状态，可以带来解决问题的畅快。

许多研究表明，稳定的沉思对人体是非常有益的。练习沉思的方法种类繁多，但大多数变化莫测，很难进行科学监测。而漂浮仪则创造了一种稳定的环境和状态，适合严格、反复的科学研究。对沉思进行研究时，通常必须选择试验组和对照组进行比较，而对照组的人一般只能静静地坐着。而且，这种研究也并不能说明沉思者是否真的进入了沉思状态。而通过漂浮舱就可以极其明确地做出判断，哪一组进入了沉思状态，哪一组没有。漂浮舱的这些长处引起了众多科学家的广泛重视，他们在此领域取得了丰硕的研究成果。

但是要达到深度放松的状态是很难的。一些放松方法，如渐进放松法、腹式呼吸法都需要花费时间和遵循规则进行训练，因此无法保证一定能够成功地达到目的。许多专家甚至认为，大部分人一生都没有完完全全地放松过。因此我们很多人可能不知道彻底放松究竟是什么感觉，也就无法调动身体各部分去达到那种状态。在漂浮液里，由于人处于漂浮状态，似乎脱离了地球引力的束缚，身体的肌肉会像纸花一样自然地展开，变得松软而柔韧。进行过漂浮治疗的人比未进行过漂浮治疗的人，能更快地进入较彻底的放松状态。而且这种肌肉紧张程度的降低，在漂浮后会保持 3 周左右的时间。

一次大规模、严谨的研究证实了学习与视觉化的紧密关系。托马斯·泰勒（Thomas Taylor）[1] 教授测量了两组受试者的学习和思维能力。两组受试者都听特定的课文，一组是在黑房子里处于放松状态，另一组则在漂浮舱中。之后，对下列 3 种难度递增的学习能力水平进行评价：简单的记忆和背诵能力；在遇到新的环境和问题时运用所学知识的能力；以及“综合思维”能力，即以崭新和创造性的方式重新组合所学知识的能力。研究结果表明，经过漂浮治疗的一组，无论在哪种能力上，都比另一组要强得多。而且随着学习难度的增加，效果更为明显。

在我国的漂浮疗法实践过程中，不断有报道表明，漂浮疗法对于学生的学习能力有一定的促进作用。有参加漂浮疗法后高考的学生报告，其考试成绩有显著提升。通过对全身的放松、对视觉化的提升，以及对右脑功能的开发，漂浮对学习能力（包括集中注意力等能力）均有提升作用。

漂浮有助于学习能力的提升！

[1] Thomas Taylor. The Effeets of Flotation Restricted Environmental Stimulation Therapy on Learning: Subjective Evaluation and EEG Measurements. New York: Springer, 1990.

六、神奇的运动促进

在我国，漂浮疗法已经进入国家队多个训练场馆，成为了一个重要的提升运动员训练水平的辅助手段。之所以能产生这样积极的效果，基本原理在于漂浮增强了个体大脑的视觉化功能。

创造和操作内部意象活动的能力叫作视觉化。该效应的直接结果是人的内部意向活动大为增加。我们知道，视觉学习是我们能够支配的一种很有效的学习方法，它能使我们以新的方式“看问题”，从而提高我们的有意注意水平，进而提高人们解决问题的能力。此外，我们还可以通过把非视觉信息和视觉信息相连接的方式，提高我们学习与记忆的能力。由于在漂浮仪中外界的束缚减少了，大脑注意转向其内部。那些平时淹没在外源性刺激的汪洋大海中的微妙的心理机制，这时获得了充足的能量，思维也变得清晰多了。这些心理过程就是内部意象活动。

许多研究表明，大脑中的一些生动逼真的意象可能会被潜意识感知，那些意象像真的一样。预想你自己在熟练地做报告，或用手回击了一个球，或解决了一些问题，都可能会和你的实际行为一样效果显著——心理意象产生了现实效果。但是许多人发现，要把一种技术表演到达到视觉化程度是很难的。主要原因是人们很难达到全神贯注的状态，从而让我们无法确信自己具备做那一动作所要求的高度清晰的思维。

1993 年，Batabasg A[1] 与他的研究团队，对利用漂浮疗法提高人的技能进行验证。在研究中控制了放松和引导图像的混杂作用。在枪法训练中，9 名男性与 3 名女性接受了漂浮疗法，他们的枪法得分明显高于专门训练的大学生，而且，只有前者在测试前后的分数上有显著的提高，表明漂浮疗法对射击的积极作用远远超过了催眠和放松，而且本研究验证了漂浮疗法可增强内部意象的作用。这也就是美国职业篮球联赛的球星库里，坚持用漂浮来增强其投篮等技术的视觉化，从而使其保持高超球技的一个重要原因。

漂浮可以促进运动能力已成定论!

七、神奇地战胜疾病

从世界各国的研究看，漂浮疗法也可以运用于医学治疗。下面介绍它在医疗方面的一些功能。

1. 消除紧张

紧张是一种精神异常的状态。消除紧张是漂浮疗法的重

[1] Batabasg A. Batabasg M. Bauman J. Restricted environmental stimulation technique improves human performance：rifle marksmanship [J]. Percepfual and Motor Skills，1993，76 (3)：867-873.

要功能。大量研究已经证明，受试者在漂浮舱中可以达到深度的放松，从而消除内心的紧张。某试验表明，定期的漂浮治疗可以降低心率、耗氧量，调节肾上腺皮质激素、促肾上腺皮质激素、乳酸盐等的分泌。

由于漂浮疗法具有明显的舒张血管作用，因此可以运用该疗法调整紧张、焦虑、抑郁等状态，以及随之而来的头昏、失眠等症状。因此，也可以说，凡是紧张造成的疾病，通过漂浮疗法，疾病状态将能得到改善。神经症患者是一个极其庞大的人群，它的发病率也呈上升趋势。能找到漂浮疗法这样一个比较有效的辅助治疗方法，对医学界来说非常有意义。

2. 增强记忆

记忆力是判断一个人精神正常与否的关键指标。在身体极度平静的状态下，脑部血管阻力下降，血液在大脑各部位的流动加快，可以增加氧和其他营养元素的供应和蛋白质的合成。据此，我们可以推测：大脑供血的增强可以改善大脑的功能，有益于新生组织的生成，可滋养神经细胞、使树突增长、增加大脑皮质的厚度和重量，从而增强记忆力。若老年人出现记忆力下降的情况，使用漂浮疗法可以减缓其记忆力下降的速度，从而降低老年人罹患老年期痴呆的概率。因此，在一些老年中心开展漂浮疗法非常值得尝试。

3. 促进睡眠

漂浮舱产生的效应与其他陷入沉思、冥想的技巧有些相似，如默数呼吸的次数、反复吟唱某个乐曲、紧盯着某一个物体集中注意力等。这类方法既费时又费力。而第一次尝试漂浮疗法的人在几分钟之内就完全进入“虚无”的状态。可以想象，漂浮在帮助人们进入深睡眠状态方面的作用是巨大的。

睡眠问题是现代社会的一大顽疾。由于压力增大、竞争激烈，睡眠不佳的发生率非常高。能有一个较易进行、不用服药的办法，肯定会受到欢迎。应加强该项功效的研究力度，使其尽快推广。

4．减轻疼痛

多项研究发现，漂浮舱中的一次漂浮，就惊人地减轻了受试者的疼痛感，还常能引起欣快感。对患有某些严重慢性病的患者进一步进行研究，结果令人振奋：事实上，绝大多数慢性病患者都承认在漂浮的时候，他们没有疼痛感。目前，对产生这种效果的机制的推测是：漂浮刺激大脑释放内啡肽（这是针刺镇痛治疗会产生的重要物质），从而减轻了疼痛，并产生了欣快感。内啡肽与脑的许多功能，如记忆和学习功能都密切相关。因此对内啡肽含量改变的研究可以帮助找到漂浮减轻疼痛的重要原理，从而使漂浮者处于一种舒适状态。

5．心身疾病

由于漂浮舱内的溶液有浮力，具有调节血压、改善血液循环、解除血管痉挛，以及促进渗出物吸收的作用，因此对高血压、冠心病等心脑血管疾病，糖尿病，类风湿关节炎具有良好疗效，还能改善精子状态。心身疾病是威胁人类健康的重大疾病，与生活方式及心理行为有密切关系，从心理的角度调节与治疗，对该类疾病的预防、治疗、康复均有帮助。

6. 增进食欲

漂浮可以对人的心理状态产生一系列影响。它有不同的治疗功效，例如催眠，作用于大脑皮质，并对丘脑下部和边缘系统产生效应，调节激素分泌、血液循环、新陈代谢，从而改变人的情绪状态与身体功能。因此，根据受试者不同的病情特点，在漂浮疗法的基础上加上影视与虚拟现实（VR）治疗，受试者的情绪有所改善，从而增进了其食欲。食欲障碍是多种疾病的合并症。食欲的改善对于多种疾病症状的改善至关重要。

7. 维持效应

漂浮的治疗不仅可以马上见效，还可以使改善后的各项指标保持几天、几周，甚至更长。心理学家对漂浮疗法的科学研究证实，漂浮疗法不仅有效地减少了会导致紧张的生物化学物质的含量，而且还有“维持效应”。漂浮疗法提高了人体对紧张的承受力，使治疗后人的承受限度大大提高。漂浮疗法是提高人体对紧张承受力及解决其导致的一系列医学问题的有效方法之一。

漂浮疗法应用广泛，大受欢迎！

八、神奇的音乐疗法

音乐疗法作为一门独立的学科，已有一段发展历史，但漂浮疗法与音乐疗法的联合疗法是集音乐、漂浮、心理学于一体的一种新兴的治疗模式。

1. 音乐疗法的作用

（1）声音：在漂浮设备中配套音响系统，实现在漂浮治疗的开始、结束阶段播放相应的音乐来配合训练。这样可以使音乐与漂浮的作用结合并叠加。标准的音乐疗法模式也可以采用引导想象、主动创造、强化呈现、音乐教育等技术，用于辅助营造氛围，使治疗对象更快、更容易达到满意的指标和所需的身心状态。

（2）视频：另外，在减压、放松的模式下，利用视频投影来模拟草原、海面、花园、天空等场景。漂浮师可以根据基线采集的用户心理特征状况，来选择不同的训练模式，让治疗对象在舒缓疗愈的音乐中欣赏美妙的图像、获得放松的体验。这可以进一步缓解日常生活和工作所带来的紧张情绪，帮助治疗对象实现对自我调节能力的掌控。

（3）互动：在漂浮疗法的治疗中，治疗师可以通过漂浮舱中的音响设备实现播放音乐、语音对话等功能，通过以上功能，与治疗对象完成互动沟通，实现情绪疏导、放松训练等治疗过程。

2. 音乐疗法的原理

（1）情绪情感：人类的情绪、情感是一种对主观需要是否得到满足的内在体验，其包括愤怒、快乐、惊恐、焦虑等。而音乐恰恰对情绪情感具有调节作用，不同类型的音乐刚好可以对大脑的主观体验起到不同程度的激活或抚慰的作用。

（2）感官刺激：在治疗早期阶段，治疗对象的多种感官因素可通过音乐激活。音乐作为一门艺术形式可以满足对治疗对象的多重感官的刺激（包括听觉、视觉、触觉），因此在治疗开始阶段，治疗师需要通过治疗对象对音乐的各种感官因素开始引导，逐渐地帮助治疗对象提高自我觉醒的能力。

（3）多重结合：漂浮疗法是一种放松疗法，该疗法可以使人的意识产生“空虚”或“空白”的效应，可立即使治疗对象消除焦虑、头昏、紧张等负面症状，得到充分放松。音乐治疗是一个系统的干预过程，在治疗过程中，音乐刺激以及对音乐的反应更依赖于听觉通道之上的视觉、触觉等感官通道，音乐可以与其他艺术形式重叠起来，与漂浮疗法相结合是一个不错的选择。

实际在临床实践中，漂浮治疗与音乐体验是可以联合使用的，结合的主要目的是解决问题，同时把效果延伸到日常生活中。在治疗过程中，漂浮与音乐的结合创造出了一个理想的环境。治疗对象在漂浮舱中（或漂浮前）将有机会体验多种形式、多种风格、多种韵律的音乐。他们面对的不同音乐，其实与现实生活中所面临的复杂多变的情况有非常类似的意义，如尝试新的选择、面临新的变化等。在漂浮舱中所产生的宁静，可以让身体与思想从紧张中慢慢恢复，在治疗中所学习、体验到的处理问题的能力，最终会泛化到日常生活问题上，从而提升个体的心理承受能力和社会适应能力。

漂浮中的音乐强化了治疗作用！

九、神奇的正念冥想

正念冥想作为一种心理干预手段在当今社会已被广泛使用，其普及率也在不断上升。

1. 正念冥想的概念

正念冥想被视为一种有用的自我心理调节工具。朝着积极方向的冥想，可以大大改善情绪、加强思考深度、强身健体，是一种难得的修炼身心的方法。因此，正念冥想不仅可以用来预防慢性压力对身心的长期影响，避免抑郁、焦虑和慢性疼痛的发展，还对维持机体整体平衡起着重要作用。

2. 漂浮与正念冥想

漂浮治疗提供了一个可以激发和发展正念冥想的环境，增强并放大了其作用。正念冥想和通常的放松技术相似，是通过自身主动调节来促使认知和情绪发生变化，但是并非在每一个人的冥想中，主动干预的结果都能获得放松。而漂浮疗法的核心就是放松反应，人们无需使用任何主动调节，就能体验到身体的变化，这是非常重要的。即漂浮中包含了冥想，且其所具备的功能甚至超过了冥想的功能。

3. 冥想与漂浮有效的途径

（1）深度放松状态：放松过程包含 4 项生理变化，即心率、呼吸频率、血压和耗氧量。能成功唤起放松反应的四要素有安静的环境、专注的目标物、被动的态度、舒适的姿势。冥想与漂浮均能达到四要素的指标，从而成功实现了放松的 4 个生理阶段。这就是为什么它们会具有神奇功能。

（2）转变行为模式：冥想与漂浮的目的不仅仅是放松，其本质是将过度的行为应对策略转为平静和顺势而为的行为模式。

很多人有使用多种放松技术的经验，如瑜伽、针灸、按摩、气功、芳香疗法、呼吸训练法、认知训练、放松带、生物反馈疗法、渐进式放松、冥想、瑜伽冥想等。在这些放松技术中，冥想及基于瑜伽形式的冥想技术引发的放松水平与漂浮疗法的最相似。但即便如此，体验过漂浮疗法的人会更倾向于选择漂浮疗法，而不是冥想相关的技术。其中最主要的原因有：第一，运用冥想技术达到放松状态要困难得多，周围环境的影响使不停运转的思维很难减慢或暂停下来。即便选择在家冥想，当声音干扰出现时，意识上的主动忽视，依然无法阻止它对冥想进程的影响。第二，如果是坐着冥想，特别像是在瑜伽冥想中专用的莲花坐姿，长时间保持同一姿势，使得注意力很难从这种不适感中转移开，特别是对于初学者而言。此时你不得不改变状态调整身体，让冥想得以持续，但中断会让专注力受到影响，而不得不重新启动冥想程序。相反，在漂浮治疗中完全不需要经历这个过程，由于漂浮舱提供了极致宁静的环境，身体的所有部位都远离了压力作用，身体感知的焦点不再转向外部环境，漂浮者能够更多地专注于自己的思维。这令自我觉察有机会在此时发生。

正念冥想在放松的感觉上与漂浮治疗最相似，但漂浮被认为是能将放松程度达到最大化的技术，甚至可以削弱了对时间的感知能力，促进正念水平的发展。这是任何一种其他技术所无法达到的。

由于深度放松对于减轻各种压力有明显的效果。因此，漂浮疗法已被广泛应用，特别是在企业家们缓解压力、各种人群应对挫折和危机干预等众多方面。凡是有放松需要的人群，均可尝试此方法。

漂浮与冥想有相似之处！

十、神奇创造力发挥

人的大脑两个半球功能不同：左脑主管计算、抽象思维、语言等，而右脑主管空间、顿悟、情感、音乐等。有研究表明，在漂浮状态下，深度的放松宁静可促进大脑的思维活动。右脑功能被刺激和激发，因此其平时不太显现的功能可能出现。心理顿悟和创造性灵感的闪现，往往产生于宁静和放松。几个月的苦思冥想后，有可能解决问题的是顿悟闪现，当时的人们实际上是处在极度放松的状态。我们常会说："为什么就没有想到，这太容易了！"与此相反，那些百思不得其解的人往往不能放松。他们在椅子上翻来转去，越急躁就越紧张，思维就越混乱。所以放松是思维清醒的前提，也是创造性灵感产生和学习能力加强的要素。

漂浮疗法与其他放松技术相比，既存在相似性又存在差异性。相似性在于漂浮疗法的过程也是获得身心放松、身体能量恢复、提高自我觉察力的过程；差异性在于在通往提高自我觉察力目标的过程中，漂浮治疗通常会经历认知变化阶段——从常规思维（在日常生活中最常见，指运用已经获得的知识经验，按照现成的方案或程序来解决问题的思维，也叫习惯思维）转向创新思维（人们通过重新组织已有的知识经验，以新颖、独特的方式解决问题，从而产生出新的问题解决方案或思维成果的思维形式，叫创新思维，也就是我们平时常说的创造性思维）。虽然这在冥想训练中也会体验到，但由于冥想技术高度取决于人，所以不是每个练习者都能在创新思维阶段有所收获。

不同的思维形式与当下身体感知到的放松程度有着密切

联系。注意力不是被外部刺激作用下的眼、耳、鼻、舌、身所捕捉，就是停留在思考、计划、分析、记忆、比较、判断、梦境等内部概念化的过程中。漂浮疗法的特殊环境可以帮助漂浮者培养出认知模式转换的能力，并让他们借此发展更广阔的意识空间。这种意识既不归类于感知，也不属于概念，而是跳出定势思维后的创新思维。

漂浮疗法可产生欢欣感，使思维更清晰、感觉更敏锐。许多参加过漂浮疗法的人发现，正是在漂浮后的几个小时内，他们找到了解决问题的方法或有了新的思路。

人类最需要这种创新思维，它是生活的动力源泉，也是各种新事物的原动力。我们能够通过漂浮，找到这种灵感，这是多么神奇的疗法！漂着，走向新的生活。

激发右脑可增强顿悟与创造力！

秘诀七

享受人生“性福”

秘诀内核

“谈性色变”是一种封建余毒。而现代社会需要“科学理性”，把性当作科学来论理。人从出生一直到死亡都有性反应，也都会存在与性相关的问题。它是一把双刃剑，既可以让我们延年益寿，也可以让我们疾病缠身。人不能忽略身体任何一个器官，即使是隐私性极强的“小零件”，也有“大学问”。关于它的事情该懂的我们必须懂，该做的也必须做。享受人生“性福”是每一个人的权利，更是每一个人的向往！

“性福”是人生难得的幸福！

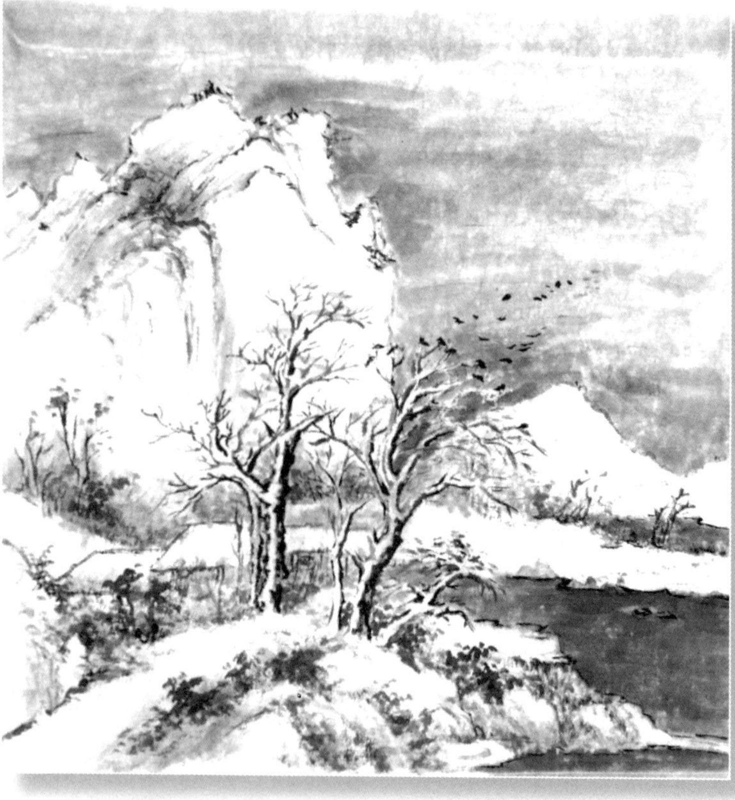

一、儿童也有性反应

在很多人的心中，孩子什么也不懂。有些父母在孩子面前从不避讳谈性做爱。这恰恰是错的！在孕 8 周时，胎儿即开始慢慢形成生殖器官；而且在怀胎十月期间，可以观察到胎儿生殖器的运动与反应。

1．婴儿期——无意识性体验期

出生后到 1 岁半的时期，被著名的弗洛伊德称为“口欲期”，即观察到婴儿会用“吸吮”来满足其“快感”。此时的婴儿会有无意识的性体验，即男孩阴茎勃起，女孩阴道分泌出某些物质。在此时，最重要的事情是重视“性别同一性”，即要按照文化为不同性别的孩子起名、购买玩具和服装及行为训练。“易性症”的现象在婴儿期已经可以观察到了。

2．幼儿期——性意识孕育期

1 岁半到 3 岁的时期，被弗洛伊德称为“肛欲期”。顾名思义，幼儿会在此时摆弄自己的大小便，以满足其“快感”。在这个阶段父母要教会孩子如何正确大小便，且告知他们不能长时间触碰隐私部位。心理学家建议幼儿园应有分厕意识。平时，家长可能会看到男孩骑在木制的沙发背上玩耍，这其实是“前自慰”行为；女孩扭动身体亦是如此。对于上述两种情况的出现，父母不必大惊小怪，但要警惕其过度发展，即父母要有“男女有别”的意识，保持与异性孩子的身体距离。

3. 儿童期——性心理萌动期

3岁到6～7岁的时期也正是学龄前期。此时，孩子对异性同伴的身体，特别是生殖器产生兴趣，会好奇观看。而且，女孩会出现“恋父情结”，也称为“嫉妒阴茎情结”；男孩会出现“恋母情结”，也称为“奥狄浦斯情结”。这时，孩子们还会提出“我是从哪里来的”这样的敏感问题。对于此类问题应正确地、恰如其分地回答，不要说“你是垃圾堆里捡来的”“石头缝里蹦出来的”，均不好，也不必描述得过于具体。

4. 少年期——成长中的性

从6～7岁至12～13岁，也称为“性的沉寂期”。此时，孩子已经将对父母的兴趣扩展延伸到老师、书本、报刊等方面，也更希望了解性及性欲的问题。他们的性器官处于缓慢的生长阶段，在无意识中他们也可能会体会到性兴奋。此时的孩子会模仿成年人的性活动，近些年媒体爆料，有些孩子会玩“脱裤子比赛”“喝交杯酒”“写求爱信”。笔者曾看见一封小学二年级男生给同班女生的求爱信，一张A4纸大小的信中便有10多处“我爱你”。在这个时期，应如何进行健康的性教育呢？首先，不能放任孩子做性游戏，这是很危险的行为，应坚决予以制止。其次，要保护好孩子的性器官，注意清洁卫生。最重要的是，要避免孩子受到性侵犯。这是近些年一个突出的社会问题。例如，“某小学校长带着20多个女生在宾馆开房”，该事件曝光后，引起社会极大反响。我国刑法中也明确增加了打击“性侵犯”的条款。

儿童也要“男女有别”，这不是封建，而是科学！

二、要了解女性自身

人有男女之别。对男女生殖器官的了解关乎我们的健康问题。虽说它是“隐私”，不好公开来讲；但是不懂、不清楚，也会引起许多不必要的麻烦，甚至痛苦。

女性生殖系统包括内、外生殖器及其相关组织，下面我们介绍几个重要部分。

1. 女性外生殖器

指生殖器外露的部分，包括阴阜、大阴唇、小阴唇、阴蒂、阴道前庭、前庭大腺及处女膜。女性外生殖器是女性进行性活动的重要器官，是接受性刺激的感受器，亦是性兴奋的表达部位。

艺术家贝蒂·多特森（Betty Dotson）在20岁时，曾用一面镜子首次窥视自己的外阴部，发现外阴是一堆垂肉（因其小阴唇是伸长型），因而感到厌恶与恐怖，认为自己的身体是畸形和丑陋的。直到35岁，丈夫告诉她“您的外阴是美丽的”，才改变了她的看法。后来，她用自己的笔对外阴做了描绘，帮助不少妇女对自己的外阴树立了自信心。

2. 女性内生殖器

指生殖器藏于体内的部分，包括阴道、子宫、输卵管和卵巢。阴道是分娩的通道，亦是人类性交的器官。阴道在接受性刺激后有特定的性反应模式。子宫是孕育胎儿的主体，是女性内分泌周期性改变的表达器官，亦是盆底支持组织的重要组成部分。卵巢有数以万计的始基卵泡，周期性分泌雌激素和孕激素，是女性性功能的原动力。

3. 阴蒂

是一个神奇而独特的器官。它位于小阴唇上端会合处，是呈小凸起状的女性性器官。阴蒂是阴茎的退化器官。在整个女性解剖结构中，它既是躯体性刺激的感受器，也是性刺激的换能器；既是启动性兴奋的组织，也是提高性紧张水平的敏感区域，是女性性功能表达的重要部位。因此，在性生活中，男性若学会适当刺激阴蒂，将能大大提高女性的性敏感度，引起性兴奋。当用手法直接刺激阴蒂时，可观察到阴蒂头有充血、肿胀反应。

非洲妇女从婴儿时期开始，便抚弄阴蒂以求增生肥大，以增强性功能。但事实证明，手法抚弄对阴唇和阴蒂体积变化并无显著作用。

4. 处女膜

在青春期前，它有一定的保护作用；在生育期，它便失去作用。不需把处女膜看得过于重要。随着时代变迁，特别是科学知识的普及，“初夜也不一定会疼痛”（疼痛通常是由于焦虑导致的肌肉紧张或者勃起的阴茎在阴道被充分润滑之前进入有关）、“处女膜并不等于贞洁”（处女膜也可因事故或者正常的运动而破裂）等观点，更多地被大家所接受。

割礼：女性生殖器切断是在世界各地广泛使用的一种降低性刺激的方法。有言论称这种切断的结果使参与婚外性行为的女性越来越少，并且使越来越少的女性进行手淫。

这一程序将阴蒂和小阴唇切除，外阴的两侧刮至暴露出皮下组织，然后将两侧皮下组织缝合到一起。当两边的组织长到一起时，只留出一个小孔用来排尿和排出经血。这些手术大多数都是用剃刀刀片或用破碎的玻璃片来进行的，没有使用任何减轻疼痛的药物，也未使用消毒剂对手术器械进行消毒。因此，可以想象，除了导致心理上的创伤，女性生殖器切断也能够引发严重的术后并发症。感染、出血和疼痛可以导致休克、坏疽，甚至死亡。

一些民间组织在全世界范围内以消除女性生殖器切除为目的进行着大量的活动。这些组织发起了教育运动，鼓励妇女们通过阻止她们的女儿经历女性生殖器切除来打破这种世代相传的对女性的不合理待遇。但是这些组织常常会遭到冷漠对待，因为母亲们坚信，如果她们的女儿不服从这种文化习俗，她们将会被排斥，很难嫁出去。

5. 乳房

女性乳房不是生殖器官而是第二性征器官。但是在性觉醒和性反应中确实具有重要作用。并且有为新生儿提供奶水这样一个重要的生殖功能。每一个乳房含有15 ~ 20簇泌乳的结构，我们称之为乳腺。

锻炼来增大乳房的方法有效吗？我们在锻炼时需要注意什么？

乳房的大部分组织是脂肪和结缔组织。除了在乳头和乳晕（乳头周围的暗色皮肤）区域存在的小的肌肉外，在乳房中没有其他的肌肉组织。由于乳房不含有肌肉，用锻炼来增大乳房的方法是无效的。但是我们在锻炼时需要佩戴胸罩。如果多年缺乏支撑或者常常挤撞（如在跑步时不带胸罩），乳房韧带会变得松弛，乳房可能会垂得比正常水平低，这是不利于健康的。

熟悉女性生殖器官十分必要！

三、要了解男性自身

男性生殖系统包括：生殖腺（睾丸）、输送生殖细胞——精子的管道（输精管）、附属性腺组成的男性内生殖器，以及由阴茎和阴囊组成的外生殖器。

1. 阴茎

男性性交行为区域及尿液、精液排出的外生殖器官，内含勃起组织及射精和排尿的共有通路——尿道。成年人阴茎大小不一，一般认为松弛状态下较小的阴茎，其勃起后增长的概率较大；而较大的阴茎勃起后增长的概率较小。因此，松弛状态下的阴茎大小似乎差别较大，但勃起后的差别并不大。因此阴茎大小对性生活影响不大。

中国男性的阴茎一般长 4.5 ~ 8.6 cm，平均为 6.55 cm，最长为 10.6 cm，最短为 3.7 cm。阴茎发育中最需要关注的情况是阴茎小于 5 cm，且从无勃起，包括晨间勃起，有此类现象就需要就医。现在关于阴茎的大小流行着两种矛盾的观点：“阴茎越大，性伙伴越容易满足”和“性伙伴根本不关心阴茎的大小”。阴茎小对女性性满足有影响吗？阴道是可以自我调节的，能与各种大小的阴茎适配，且阴道的前 1/3 才是大多数神经分布的地方。所以阴茎的大小与女性的性满足程度没有关系。

包皮是阴茎头（龟头）上的覆盖物，有碍于阴茎的清洗且易生病变。因此犹太男孩出生不久便会切除。中国男性习惯在青春期后、结婚前做包皮环切术——用外科手术切除覆盖在龟头上的包皮。

2. 勃起

勃起是一种反射现象，勃起时由于阴茎海绵体窦状隙松弛，阴茎小动脉扩张，流入阴茎的血量增多，海绵体内窦状隙充血，使静脉回流受阻，流出海绵体的血量减少；而由于白膜对海绵体膨大有限制，因此使阴茎增粗、变硬而勃起。引起人类勃起反射的刺激有精神源性及反射源性两种。听、视、嗅及想象的刺激唤起脑内性中枢兴奋而引起的勃起为精神源性勃起。生殖器区的外感受器受到性刺激及盆腔器官的内感受器受到性刺激则可引起反射源性勃起。一般情况下两者共同起作用。人类阴茎勃起的神经冲动由第 2 至 4 骶髓的副交感神经传出，它们也支配排尿及排便的平滑肌。有些脊髓部分损伤而盆腔神经完好的人，可见膀胱、结肠的功能正常而反射源性勃起功能丧失；也可以损伤膀胱或结肠而不影响勃起。临床观察表明，骶髓以上部位完全横断性损伤的患者，90% 都能勃起，但只限于反射源性勃起。另外，有些脊髓损伤的患者反射源性勃起消失，而精神源性勃起保留。勃起是一个极为复杂的生理机制，尚待进一步研究阐明。

3. 射精

射精是健康男性在强烈性刺激下的一种反射。第一步是附睾、输精管平滑肌的收缩，驱动精子移向后尿道，同时膀胱括约肌收缩，防止精液进入膀胱、尿液进入尿道。精子在后尿道与前列腺、精囊腺及尿道球腺的分泌液混合成精液。第二步是由于强烈性刺激引起基底部坐骨海绵体肌及球海绵体肌的节律性收缩，将精液射出体外。

一次射精中大约有 3 亿个精子被排出体外。在 1 ml 具有可生育能力的男性的精液中，有大约 2000 万 ~ 3500 万的精子具有生殖能力，也就是说这些精子可以与卵子结合。

精液的颜色正常为半透明灰白色。呈黄色时，可能生殖系统有炎症；呈淡红色时，可能为损伤或前列腺炎、精囊炎所致。

一般男性每次射精量为 2 ~ 6 ml，射精次数因人而异。德国某医生在 82 岁时声称，他性生活次数最频繁时约为每年千次以上。可见人的性活动是有很大差异的。

4. 前列腺

位于膀胱下方的肌性腺体，是男性附属性腺中最大的有管腺体。其发育受睾丸分泌的雄激素水平影响，青春期后才发育成熟。前列腺外形微扁，如板栗大，底向上而尖向下。大小约为 4 cm × 3 cm × 2.5 cm，重约 20 g。前列腺位于膀胱出口，包绕尿道起始部，射精管贯穿其中。前列腺液中蛋白水解酶含量减少时，射出的精液不液化或液化时间延长，这常是男性不育的原因之一。近年，学者还发现前列腺液中含有一种特异性蛋白质，称为前列腺特异抗原。在患前列腺癌或前列腺增生时，前列腺特异抗原的含量可显著增高。50岁后的男性，尿道周围的前列腺常有不同程度的增生，也称良性前列腺肥大，严重时会压迫尿道，引起排尿困难。

5. 睾丸

应强调睾丸自我检查的重要性。在检查之前可先洗个热水澡，这样睾丸就能够比平常更远离身体。依次检查每一个睾丸，轻轻地在拇指、食指、中指之间滚动睾丸，检查是否有小的，硬的肿块（睾丸的隆起通常都是无痛的）。阴囊的表皮应该是坚韧的，但不是太硬（有点像耳垂那样）。任何肿块、隆起、坚硬等不正常症状都要引起注意，应问询医生。

了解男性生殖器官非常重要！

四、学会过好性生活

性生活是指人的性行为过程。性生活是性欲释放的载体，性欲通过性生活得以实现。性生活既是生理本能所致，也可以后天学习。性欲是与生俱来的本能，它受性激素的驱动、神经的控制。性欲可让人产生性交的冲动，性交中产生的高潮快感使性欲得以释放。这是性生理的需要、性心理的满足。在发育健全、性激素平衡、与性相关的神经反应正常、精神状态良好的人中，有人性欲强烈，有人性能力低下，这也会受到文化水平、心理状况、社会环境和家庭气氛的影响。

1. 雄激素是性欲的驱动力

此观点已被科学家证实。雄激素主要为由睾丸产生的睾酮，在男性和女性的性欲中均起主导作用。女性没有睾丸，但可通过肾上腺产生部分雄激素，女性的雄激素水平只有男性的 1/12。平时女性的性欲较男性弱，这也是原因之一。男性如果脑垂体、肾上腺、睾丸或与性相关的神经系统患有重病，便会失去性欲，阴茎也难以勃起。性欲并不是一成不变的，随着年龄、季节、健康状况、环境和心理状态会有波动。有的女性还受排卵的影响，在排卵前期有性欲亢进的表现。

2. 性欲分为接触欲与胀满缓解欲

接触欲是高级动物与生俱来的本能，在人类身上体现为男女身体相接触的欲望：异性互相靠近，抚摩性器官并进行交媾，使感情充分释放，这种欲望是终身存在的。胀满缓解欲是青春期后，性器官发育成熟，在性腺激素刺激下，性腺的分泌物充满腺腔会产生一种胀满感，要排出才能消除胀满感。如在精囊、前列腺充盈时，阴茎要勃起和射精才能解除胀满的压力。女性因性刺激而引起生殖器充血，阴唇肿胀，阴道分泌物增多以润滑阴道，缓解所谓“阴道饥饿”感觉。男性在阴茎勃起后，常以排精寻求性欲释放。女性要解除“阴道饥饿”（或阴道渴望）就要产生接触容纳欲。因此，这时男性常迫切要求性交，女性则要求抚摩和阴道容纳。这种欲望可以终身保持，但因年龄、健康状况、环境和婚姻关系而有所变化。

3. 性生活分期

性治疗学家H.S.卡普兰认为，男子对性要求的高峰约在20岁左右，女性则在40岁左右。这就是说中年女性性欲一般较强烈。性生活有3个活跃期：①第一活跃期为15～25岁，称为男主动性活跃期。此时，男性的性冲动十分强烈，稍有性刺激，便会很快出现性器官的兴奋和性的心理冲动。②第二活跃期为30～40岁，也称女主动性活跃期。此时期女性性欲比较旺盛，常有主动的性要求，也积累了相当的性经验，比20多岁时的性生活情趣更浓。但这种情况有个体差异，受多种因素影响，尤其是与婚姻状态和做爱技巧有很大关系。③第三活跃期为55～65岁，也称老年性活跃期。这是步入老年的关键时期，性的变化差异很大。这时老年人的社会条件决定了其整体的状态，如工作发生变化（多转向悠闲）、有一定的经济基础、多数与子女分居、家务减少，性生活又有了一定的恢复。丧偶的老年人，也可能有“黄昏恋”。此时，由于健康状况，不同个体对性的要求不一样：体健者性活动次数多；体弱者则相应减少，但不会消失。

4. 性生活的程序

一般有传递性信号、调情（前嬉）、性点抚摩、交媾活动、高潮表现和事后温存（后嬉）几个阶段。其中性点指发欲带，又称性感区，是人体中性接触时的某些特别敏感部位。

5. 性功能的三级神经控制

第一级即性功能的初级中枢，位于脊髓中枢。第二级即性功能的高级中枢，位于下丘脑和间脑的皮质下中枢。这里也是产生促性腺激素释放激素的部位，因此与内分泌功能有密切联系。第三级即性功能的最高中枢，是大脑皮质的边缘系统。

6. 性爱对身心健康的促进

可以从以下几个方面来看：①性爱使精神充实。性爱可以使人感得舒适，身心得到满足，人变得积极而有活力。某研究所曾对几万名成年人的性生活做了分析研究，发现性生活美满的人少有忧虑、暴力观念和敌对情绪。这种美满的感情会扩展到配偶之间，并融入夫妻关系中。温柔的性生活可帮助人显示出最心平气和的状态。②性爱可解除失眠。每一次的性活动最后都会进入消退期（男性也称为不应期，即性活动后的放松期），夫妻双方会很快在放松期进入睡眠状态。相反，当性欲无法排解时，人容易失眠。如果夫妻间有甜蜜的性爱和枕边细语，双方就都可以带着好梦入睡。③性爱可缓解病痛，当你患有胃部、背部神经的疾病时，一些药物固然有效，但是性爱的兴奋会刺激大脑，分泌内啡肽，它对神经痛相当有效。可以说性爱是最美妙的疗法。④性爱有益于皮肤状态。恼人的粉刺或青春痘是由于血液循环不良所致。

因此，除了饮食上须节制糖分、蛋白质的摄取外，性活动是性器官充血的过程，可加快血液循环、均衡新陈代谢、改善皮肤供血状况，自然有益于皮肤健康。⑤性爱能松弛身心。当人的情绪不能自制时，性爱可以缓解内心的压力、增强活力；当心理压力使人紧张难耐时，性爱有意想不到的松弛效果。⑥性爱可促进代谢。性爱是一项运动，相当于一个人在 20 秒内登上 20 级台阶。运动可以使人精神抖擞，神采奕奕。夫妻间的性爱是非常值得重视的一件大事。

7. 饮酒对性生活的影响

饮酒对性生活是否有益？适量饮酒时血流加速，神经处于激动状态，性兴奋增强。俗语“酒是色媒人”，即指饮酒容易使感情失控发生性关系。但大量酗酒会使性神经麻痹而出现性抑制，甚至沉沉酣睡，不能完成性活动。长期酗酒、乙醇（酒精）中毒，会使生殖细胞萎缩、退化，睾丸萎缩，雄激素水平下降，以致性能力丧失而阳痿；也会出现精子数量减少或变形，发生男性不育症或生育出有智力障碍的后代。

良好的性生活是人生幸福之大幸！

五、应该懂得同性恋

对于同性恋，人类从最初的惊讶与恐惧，到现在的接受与认可，经历了一个认识的过程。社会在进步与发展，多元化、多极化、包容也越来越成为社会发展的一个普遍规律。

同性恋指在正常社会生活条件下对同性成员在思想、情感和性爱行为方面持续表现出性爱倾向，而对异性缺乏性爱倾向或十分淡漠的现象。

1. 发生原因

对同性恋形成原因的研究，涉及生物学、人类学和社会心理学等多学科领域，包括基因、大脑结构与功能、出生前的激素影响、家族史、儿童期抚养方式及个人成长经历等方面。至今同性恋成因尚未获得明确的一致结论。

2. 如何判断

性社会学家强调可以从人的性欲望、性行为和自我认同3个维度界定同性恋者，认为同性恋者持续拥有对相同性别者的性欲望、性行为，同时认同自己的同性恋身份。

在单一性别环境中（如远洋轮、军队等），异性恋者在长期缺乏与异性接触的状况下，为了宣泄性欲望，会与同性发生性行为；同样，在对同性恋非常排斥的社会和家庭背景中，同性恋者迫于压力，通常会与异性结婚，并发生性行为。因此，在界定同性恋者时，拥有对同性恋身份的自我认同与拥有对同性的性欲望和性行为具有同等重要的作用。一些与同性有性行为，却仍然认为自己是异性恋的人，与同性发生的性行为通常被视为具有境遇性，因此不被归入同性恋范畴。

研究认为，同性恋者在智力、判断力、稳定性、可信赖程度和一般的社会能力、职业能力等方面，与异性恋者并无差别。美国精神病学会于 1973 年将同性恋从精神疾病（心理障碍）列表里删除，世界卫生组织 1992 年的《国际疾病分类（第 10 版）》（ICD-10）中，也未再将其列入相关疾病条目。第三版《中国精神障碍分类与诊断标准》（2001 年）已将同性恋部分从性变态中去除。

3. 如何对待

当代社会不同文化对同性恋的态度存在很大差异。在欧洲、北美一些国家（如北欧国家、比利时、加拿大等），民众普遍对同性恋者持积极包容和接纳的态度，同性婚姻拥有和异性婚姻同等的合法性。如在瑞典，同性恋伴侣不仅可以登记为性伙伴，还已经容许领养孩子。

一些国家（如美国、巴西等）对同性恋者表现出包容和拒绝并存的社会状态，既存在高调公开和繁荣发展的同性恋文化和同性恋社区活动场所，也存在部分民众对同性恋者持反对和拒绝的态度，甚至存在对同性恋者进行迫害的行为，包括仇恨犯罪。

中国不同时期对同性恋的态度截然不同。古代社会持对同性恋持既不明确反对、又不明确承认的较宽松态度，20 世纪初期同性恋现象被认为是行为堕落的道德问题，20 世纪中期同性恋现象更成为一种社会禁忌。20 世纪 80 年代以来，社会经济的多样化发展逐渐推动了社会价值观向开放、包容转变，民众对同性恋的观念也逐渐发生变化；加上互联网和自媒体的广泛使用，使同性恋文化在互联网和现实生活中获得了呈现机会，同性恋社群逐步建立了自己的社会生存空间。

尊重每个人的性取向选择！

六、勃起障碍不可怕

勃起功能障碍指男性在性冲动及充分的性刺激下，准备性交，但阴茎却不能勃起的情况。有人虽能勃起少许，但硬度不够，难以放入阴道；也有人虽勃起良好，但时间短暂，尚未放入阴道即疲软；还有人虽然能勃起放入阴道，但尚未性交或稍一抽动尚未射精，阴茎就疲软导致性交失败。这些情况在过去称为“阳痿”，现代社会称之为勃起功能障碍。这是一个困扰男性的大问题。

1. 性活动过程

正常男性性生活的整体活动过程包括产生性欲望、阴茎勃起、阴茎插入阴道、性高潮——射精、不应期和性满足 6 个环节。其中任何一个环节发生障碍都可以导致男性的性功能障碍。

2. 影响的因素

男性维持正常性功能需要的基本条件是：①健康的神

经系统，包括中枢神经系统，如大脑皮质及脊髓等。这是指挥系统。②正常的内分泌系统，其中最为重要的是男性性腺——睾丸。此外，甲状腺、肾上腺也很重要。性活动离不开激素，这是调节系统。③正常的心血管系统。没有通畅的血流阴茎便无法勃起，也就没有性活动。这是保障系统。④正常的生殖系统。不言而喻，这是基本系统。⑤正常的精神心理状态。性冲动为性活动的前提，这是启动系统。⑥正确的性知识与观念。知识是整个性功能的基础。这是信息系统。⑦适当的性刺激。这是扳机系统。这7项中任何一项发生问题，都会影响正常性功能的发挥。

3. 发生的原因

勃起功能障碍的原因有功能性（精神心理性、非器质性）的，也有器质性的。器质性为主的勃起功能障碍中也有心理成分，所以治疗器质性勃起功能障碍时，也要注意治疗其心理方面的疾病。

功能性勃起功能障碍的特点有：①间断性，勃起功能障碍的出现为间断的，有时勃起很好，有时又不佳，有较大的波动性。②创伤史：有精神或心理方面的创伤经历，如有造成恐惧、惊吓、焦虑或忧郁的原因，但没有患能影响勃起的疾病，如精神病、糖尿病、心血管疾病及神经系统疾病等。③未服药：没有服用影响勃起的药物或食物，如棉籽油等。④有晨勃：此外，患者最大的特点是虽然其主诉勃起有障碍，但在夜间或早晨起床前、憋尿时或非性交时有充分的勃起。这种现象多提示为精神心理性性功能障碍。

4. 处理的方法

人类性行为易受外界及内在的各种因素的影响，因此，对勃起功能障碍的治疗包括以下几个方面：①消除心理因素，首先要去除可影响勃起的各种心理因素，如双方对性生活的看法不同、居室环境有干扰、过去形成的错误观念与习惯等。②躯体治疗，再根据勃起功能障碍的不同类型，采用内分泌治疗、真空负压治疗、男士环治疗、阴茎海绵体内注射血管活性药物、阴茎动脉血管重建术、阴茎静脉漏手术、阴茎假体植入术等方法治疗。③心理疗法，心理疗法主要是通过心理分析，发现患者内心冲突与矛盾，对夫妻共同进行性心理剖析、生理及心理方面的教育，对性无知者进行具体的性行为指导，使他们可以尽量达到性生活和谐，在性行为中相互配合。④性感集中训练，共分 4 个阶段。第一阶段：非生殖器的接触，可提高身体的感受能力，消除患者的紧张心理，体验双方接触后的舒适愉快感。第二阶段：相互触摸性敏感区，唤起性反应，建立勃起的信心。第三阶段：阴道内纳入，由女方主动配合，取女上位性交体位，使阴茎插入阴道内。第四阶段：由静止逐渐增加抽动的速度与幅度，直到射精性交全过程完成。

勃起功能障碍的治疗大多数效果很好。只要坚持，排除干扰，它是能很快治愈的疾病。有时，它会在无意间自愈。

大多数勃起问题会好起来！

七、男性早泄应可治

所谓早泄指射精发生在插入阴道之前或插入阴道之后 1 分钟之内。这个问题十分痛苦，且难以启齿。

1. 如何认识“快慢”

我们知道，性交持续时间的长短与体质、年龄、大脑对性刺激反应的强弱、性生活经验的多少、是否有意识地对射精加以控制，以及女性性高潮出现的快慢均有关系。即使是同一个人，每次射精的快慢也不相同。例如，新婚后第一次性生活，或久别后再相逢的第一次性生活，由于男方过于兴奋、渴望、激动、紧张，射精都会较快。兴奋、渴望可以使男性提前达到射精阈，而精神紧张、激动妨碍了高级神经中枢对低级射精神经的控制，这是正常现象。连续几天每天性交，射精的时间就会推迟。也就是说，有些人把性交时能否使女方达到性高潮作为诊断有无早泄的标准，这是不正确的。

两次性交之间的间隔时间越长，射精越快。反之，两次性交间隔的时间越短，越容易控制射精的时间，射精就慢。此外，身体劳累的情况不同、性交的时间不同（如晚上、半夜小睡以后或晨起），射精的快慢也不同。

2. 合理训练控制射精

合理的训练是非常重要的延缓射精的方法，以下几点需要注意：

（1）体验：在女方的参与下，使患者能清楚地感受到要射精的前兆感觉。一定要在平静的环境下来体验。在感到有射精的前兆时停止抽动，收紧肛门括约肌，转移思想。待性兴奋平缓时，再继续抽动。通过自我体验，把控制权掌握在自己手中。

（2）准备：改进性交前准备期的双方的情绪状态，使女方在性交前准备期就达到或接近达到性高潮。性交过程中男方可采用易于刺激女方敏感区的体位，使女方早些达到性高潮，同时增强男方对自己的信心，从而能达到同步的状态。

（3）降低刺激：降低男方诱发射精的局部刺激强度，如减慢抽动的速度，缩小抽动的幅度。也可使用双层阴茎套，或在阴茎头及冠状沟部黏膜涂 1% 丁卡因胶冻，减少局部的敏感度，从而延缓射精。

（4）分散：男方应尽可能分散对性刺激的注意力，降低性兴奋水平，以延缓性高潮的到来。如想一些与性无关的事、数数字、用手指用力按压关元穴或会阴部尿道，或由女方轻轻向下牵拉阴囊与睾丸，皆可降低性兴奋性来推迟射精。

（5）体位：采取降低性兴奋性及男性不易快速抽动的体位，如女上位、男站位或侧位等。体位改变会产生新的体验，可能延缓射精。

（6）时间：为了达到控制射精的效果，可选择不同的时间性交。如晚上小睡片刻后或晨起前；或一次性交射精后休息片刻，待阴茎再勃起时行第二次性交，以便体会及总结控制射精的经验。这是自我治疗的重要经验。

（7）药物：药物可用，但不能单独依靠药物，需配合训练控制射精。常用药物有氯丙咪嗪、异丙嗪、口服抗抑郁药等。此外，针灸、中医药也有很好的效果。

（8）协作：夫妻协作治疗。有两种方法：①间歇刺激阴茎法，其理论是早泄是由于射精所需要的刺激阈太低。具体做法是让女方刺激男方阴茎使其勃起，在快要射精时，立即停止刺激，直到兴高潮减退。再刺激阴茎使之重新勃起，将要射精时再停止刺激。如此反复进行 3 ～ 4 次再射精。多次练习能使男性耐受大量的性刺激而不射精。②捏挤法，在男方手淫后将要射精时，女方把拇指放在阴茎系带部，食指、中指放在阴茎背侧冠状沟部，捏挤 4 秒钟，然后放松，以缓解射精的紧迫感。如此反复几次，男方的自信心建立起来后，再把此法移到性交时使用。男方取仰卧位，女方取上位，女方把阴茎插入阴道。在男方要射精前，让阴茎退出阴道，如上法捏挤阴茎 4 秒钟。再行女上位性交，要射精时，抽出后再如上法捏挤。反复数次后再射精。此法可用来训练男方控制射精的能力。

早泄是个可以恢复得很好的问题。不必羞耻，求医问药，会有好的效果。

把握好性活动的时间会更幸福！

八、女性障碍应了解

女性的性问题是更为普遍的困惑，且长期被忽视，就医率也很低。在这里与大家交流，希望能得到女性的关注。女性常见的性问题有性交恐惧症、性欲缺乏、性厌恶及性高潮缺失等。这些疾病长期以来未能受到大众关注。

1. 性问题的恶性循环

女性在整个月经周期中均可有性活动（诚然，在月经期，中国的学者不主张进行性活动），当性需求得不到满足时势必导致性欲降低的负反馈作用，从而引起性厌倦。性是两个人之间的活动及体验，缺乏对方的积极响应或潜意识中抑制这些反应，均可导致性功能障碍。而性功能障碍可导致婚姻冲突、生活不和谐或抑郁等心理障碍，转而又加重性功能障碍，而形成恶性循环。

（1）发生原因：女性性生理特点是性唤起时期的生殖器充血，以及性高潮期某些生殖器肌肉的不随意阵发性收缩，其性功能障碍多发生在这两个时期。由于女性性反应依靠的是生殖器解剖学上的完整性、血管供应、神经支配和激素调节，所以女性性功能障碍大部分源于心理因素，只有少数是由器质性疾病引起。引起女性性功能障碍的器质性疾病主要有生殖道畸形，如先天性无阴道、处女膜闭锁、生殖器急慢性炎症；内分泌疾病，如糖尿病、甲状腺功能亢进等；神经系统疾病，如脊髓损伤等。

（2）女性性功能障碍的心理因素：与刺激不充分、情感交流贫乏以及创伤性性经历有关。许多女性的性功能障碍可直接归因于做爱前未能受到有效和充分的性刺激。因此，必须重视男女两性性模式的差异。女性的性敏感区泛化，通常达到性唤起比男性困难得多，达到性高潮也比男性缓慢得多。同样，性生活中感情交流贫乏亦是引起性功能障碍的主要心理因素。男性往往以自己的感情为基础来判断女性的性唤起情况，而造成表面上的“自私”。传统观念普遍认为，性仅仅是男人的事，女性长期被动接受性爱，阻碍了女性获得有效的性刺激。女性在儿童期或青春期受到的性创伤，如强奸、性骚扰或乱伦，会使其建立负面的条件反射，也可导致性功能障碍。对器质性病变引起的性功能障碍，应治疗原发病。对心理因素引起的性功能障碍，治疗的重点是缓解引起特定性功能障碍的心理因素，消除患者的顾虑和恐惧，建立对治疗的信心。

2. 性交恐惧症

又称阴道痉挛，在向阴道内插入阴茎或其他替代物时，围绕近阴道口1/3段的阴道及肌肉（包括肛提肌及大腿的内收肌群）发生不随意反射，以致性交不能进行。这是一种影响妇女性反应能力的心理生理综合征。阴道痉挛与性交疼痛互为因果关系。性交疼痛导致阴道痉挛，而阴道痉挛又加重了性交疼痛。造成阴道痉挛的原因包括心理性的和器质性的，有时还是混合性的。器质性的因素包括处女膜闭锁、子宫内膜异位症、生殖器炎症等。

治疗的关键是消除引起阴道痉挛的因素。心理性因素多由于初次性交疼痛或性无知所引起，如将阴茎插入尿道或肛门，从而造成极大痛苦而形成负面的条件反射；性心理创伤，如遭遇性攻击，或受过残暴的、令人疼痛的、惊恐的身心创伤，导致对男性的恐惧及憎恨，而表现为阴道痉挛。此外，男方因素，如原发性阳痿也会使女方有较高的阴道痉挛发生率；保守的宗教正统观念及同性恋经历，也会让女性厌恶用任何肉体形式表达情感。性格特别胆小、怕疼、自卑感强等因素也均可导致阴道痉挛。

对于这一类原因引起的阴道痉挛，治疗的主要目的是改善其发生的直接原因。通过夫妻双方的通力合作达到去除条件反射作用，让患者学习放松阴部肌肉，同时可使用阴道扩张器，从小到大顺序使用。还可进行系统脱敏疗法，即首先训练患者学会全身放松，因为放松可以消除轻微恐惧，然后将性活动从接吻拥抱到性交分成若干等级，逐级脱敏。例如开始让患者与其配偶接吻，使她产生恐惧（但很轻微），然后全身放松；平静之后再次接吻，恐惧之后再次放松。如此反复多次，直到接吻不再恐惧。按此方法逐级脱敏，直到性交，消除患者对阴茎插入的恐惧和回避。心理分析、行为治疗、催眠疗法以及药物治疗等方法均能有效地治疗性交恐惧症。

要保护女性的性权利！

九、性厌恶与性欲低

女性对性生活的回避是一大类性问题，包括性厌恶、性欲低下、性高潮缺失。

1．女性性厌恶

对与性伴侣几乎所有的生殖器官接触有持续的或反复的极度不适或回避。

（1）表现：性厌恶是抑郁的重要因素之一。它可以严重限制个体行使性功能的能力。性厌恶者可无任何性功能障碍，也可与性功能障碍同时存在。性厌恶可分为完全性及境遇性两种。前者对任何形式的动情感觉、感受都会体会到厌恶，哪怕是微小的性提示亦可使这些患者严重不安；后者的性厌恶只局限于某一特殊方面，只要注意避免害怕的环境，她们仍可从性活动中得到乐趣，亦可表现出正常的性功能。性厌恶的反应强度存在较大的个体差别。当性厌恶严重时会引起恐惧、焦虑，甚至抑郁，以致不能正常行使性功能。

（2）治疗：方法有动力心理治疗、行为治疗，每种方法能发挥不同的作用，目的是消除患者的性恐惧。通过系统地暴露于先前造成性回避的情境而减轻其对性的回避，使患者在一种富有支持性的环境下，对系统脱敏治疗产生反应。有严重精神障碍的患者，常常抵制行为矫正，应采取心理动力学技巧来处理。尚无有可靠疗效的药物。

2. 女性性欲低下

指持续反复地对性表现出不感兴趣或缺乏性幻想。

（1）表现：与生物、心理及社会等多种因素有关。生物因素方面，与女性生殖系统疾病及精神疾病（如抑郁障碍）密切相关。疾病会极大影响女性对性生活的欲望。心理因素方面，与性有关的消极条件反射在青春期之前或婚后形成，导致许多消极因素长期存在及不断强化，从而影响其性生活乐趣。女性在儿童期或青春期若有性创伤经历，可使得她们的性欲明显降低。女性的性欲更易受到介入的感情因素影响，且随着年龄的增长，情绪将成为更为重要的因素。社会因素方面，社会上存在歧视和限制女性性活动的性价值观念，女性比男性承受了更多的社会心理压力。这些消极因素，使得许多女性应答反应发生得很慢，达到性高潮的概率低。女性常因抚养孩子、家务负担重而影响性欲。

（2）治疗：由于性欲低下的原因往往不是单一的，而是来自不同途径的多种因素，因此治疗时必须全面综合分析，并采取适当的策略。首先要消除引起性欲低下的背景因素，并指导患者接触动情材料及手淫训练，鼓励积极性体验，增加交流，并通过协商形成一种能使对方接受和满意的性活动方式。药物治疗基本无效。

3. 女性性高潮缺失

指性刺激之后，身体与心理未能产生极度性愉悦的反应。

（1）表现：女性应与男性一样，具有性高潮。通常伴随着男性射精，女子会射液。女性性高潮时，血管充血，血液进入性器官，使之膨胀；皮肤泛红；心跳加快，呼吸加重；肌肉有规律地收缩，起初的收缩最为强烈，接着可能就较不规律和变弱；知觉状态会有所改变，常失去理智。性高潮到来时，女性的全身肌肉都处于紧张的投入状态，可能出现肢体、手指、舌头和面部等肌肉的抽搐性收缩。根据马斯特和约翰逊的研究，女性的高潮体验也主要是心理上的，她觉得阴道深处和周围肌肉都处于收缩状态。性高潮是人类自然的身心反应，大多发生于性生活之后，也可发生于性自慰之后。反过来，性生活未必每次均能达到性高潮。但是目前，在多国临床问题的报告中，女性一辈子都没有感受过性高潮，即性高潮缺失的比例非常高。产生该问题的原因是多方面的。生物、心理、社会因素是导致性高潮缺失的因素。其中，不知道性活动能带来性高潮的女性占比非常高，她们甚至认为不该有高潮，有高潮者为不良妇女。缺少性知识是造成性高潮缺失的重要原因。

（2）治疗：心理治疗是最好的处理方法。认知改变、行为强化、催眠治疗均有报道，有一定的疗效。但是不就诊的女性依旧占大部分。

女性同样应得“性福”！

十、性心理的怪现象

在两性关系上心理偏离正常，而导致行为异常，称为性心理障碍。其中存在许多奇怪的现象，值得人们警惕。

1. 易性症

这是近些年来，在我国很普遍的一个特殊的社会现象。这是渴望像异性一样生活，并被异性所接受的病症，或称性别改变症。

（1）表现：通常伴有对自己生理性别的苦恼，不适应、不舒服，会穿着异性服装、发型，从事异性的各种活动与行为。大多希望通过激素和手术变性。少数只愿意做部分改变，如喉结和胸的改变等。若完全不做手术者，不诊断为易性症，而应该诊断性别认同障碍。上述情况须持续两年以上方能做此诊断；应排除其他精神障碍，如精神分裂症；也不应伴有雌雄同体、遗传疾病或性染色体异常等情况。性别改变症由生物、心理、社会等因素的综合作用形成。有学者根据发生的原因，将性别改变症分为原发性和继发性两类。

（2）分类：原发性性别改变症或真性性别改变症，自幼年（大约 4 ~ 5 岁就可能有意识）即开始表现为性别认同的紊乱，并持续终身。这些孩子在上学期间不愿上其生理性别的厕所，因此，宁可一天不上厕所，可想其生活之痛苦。上了大学，他们不愿与同性别大学生同屋，大多数在校外租房。出具诊断的条件是：心理治疗至少持续 1 年以上无效，未婚、无犯罪记录。20 岁之后，可考虑行外科手术。手术之前，应让他们连续地作为异性（即他们所偏爱的性别）生活 1 ~ 2 年。在此期间，给他们应用异性的性激素，使他们产生形体上和生理上的变化，切身体验到变成另一种性别之后的状态，以便他们在手术之后适应新的角色。在目前的改变性别手术中，男转女手术在美学上和功能上比女转男手术更为成功，而且男人较易模仿女人的行为。即便如此，手术之后仍会出现一些新的问题，有少数患者会后悔，需要对他们及其家庭进行指导。

继发性性别改变症的性别认同紊乱开始较晚，可出现在成人期，甚至在老年期，并且不一定持续终身。这种性心理障碍是由于生活中遇到挫折，如婚姻不满意、事业失败，或精神疾病等所致。在此之前，他们过着符合自己生理性别的生活，并结婚、生儿育女。对于这类想改变性别者，不可贸然为他们做改变性别的手术，而主要应进行心理治疗，以发现导致他们对自己性别不满意的原因，帮助他们认识并消除这种念头。

易性症的患者多合并有抑郁障碍，因此，在处理中，首要的问题是解决抑郁障碍。在这一点上，家长与患者往往能认同。在变性的问题上，患者的家长也是一个极大的“关卡”，往往要在与家长交谈中花费非常多的时间。目前变性手术还需要家长的同意，而且是被公证合法的文件。

2．恋物症

指长期、多次地靠无生命物件来引起性兴奋和获得性满足的病症，又称物恋。

（1）表现：恋物症一般只发生于男性，多从少年期就开始表现。常见的恋物对象有女性用过的内衣、内裤、胸罩、月经带、手帕、手套、鞋子等，也有以女人剪下的头发、发辫、指甲为恋物对象的。有一个17岁的患者，家里摆满了女性的高跟鞋，有讨要来的，也有买来的，晚上更是要抱着高跟鞋睡觉。此外，女用的外衣裙、帽子、提包、纽扣、别针等也可成为恋物对象。有的人只迷恋一种恋物对象，有的人可迷恋多种。就同一个患者来说，其恋物对象往往是固定不变的。由于新近经女人用过的物件对恋物症患者更具诱惑力，有些患者不惜潜入女宿舍或晒衣场窃取女用衣物，也有患者在公众场合乘拥挤之机偷偷剪割女用衣物，因此恋物症患者的行为常可能会危害社会治安。较严重的恋物症患者完全缺乏对女性本人的性欲，不愿与她发生性关系，整个性兴趣集中在无生命的恋物对象上。他们或从盗窃与收集恋物对象的冒险行动中获得性兴奋，更多的则是一边看着、嗅着恋物对象，一边手淫。程度较轻的恋物症患者仍能与女人性交并获得性高潮，但事先或在性交中必须看、嗅或抚摸恋物对象才能发生性兴奋；有的患者则逼迫女方拿着或穿上恋物对象来性交。

（2）处理：恋物症一般采用心理治疗的办法，以厌恶疗法为主，大多效果较好，前提是有较大的决心与意愿。例如一位以女用橡胶雨衣为恋物对象的患者每次与妻子同房时，总是逼着妻子穿上这样的雨衣，使妻子不堪其扰。经心理治疗后，其症状消失。

3. 露阴癖

长期多次在陌生异性面前显露自己的外生殖器，借此来引起性兴奋的病症，又称阴茎暴露症、裸恋。

（1）表现：露阴症只发生于男性，首次出现露阴行为的年龄从少年到中年不相同，以20多岁较为多见。患者经常出没于人烟稀少的街头巷尾或城郊偏僻处，遇见过路的单身陌生妇女或女孩便隔开一小段安全距离迎面而立，拉开裤子，露出勃起的阴茎，从中感到性兴奋；有的患者还会当着女方的面手淫，但仅此而已，不会有进一步的性企图。一般来说，女方越是惊慌失措，患者越能感到性兴奋。个别情况下，女方报之以调笑，患者反而会显得不知所措，仓皇逃走。露阴行为一经发生，大多数会长期保持，但也有呈间断性病程者。

（2）处理：对于露阴癖患者，采取心理治疗是较好的处理办法，厌恶治疗可以成功地消除其心理障碍。例如某人因露阴遭受了20年牢狱之灾，出狱后，仍有此念。经过某精神科医生的心理治疗，他就彻底放弃这种行为了。还有些患者只是在遭遇重大精神刺激后才在一段时期内出现露阴行为，问题解决后露阴行为即可消失，直到下次再遭遇心理危机时才又故态复萌。此时处理的关键是精神刺激的消除。露阴癖患者在其他方面并无异常之处，仍为异性恋者，多数已结婚成家，在妻子或熟人面前从无越轨行为，只是因露阴于陌生人前而屡遭处罚。但简单惩罚不能改变其变态性行为，国外报道有因此被关押30余次而依然故我者。因此，应尝试使用心理治疗。

4. 窥阴癖

长期偷看异性脱衣、入浴、如厕或行房，并借此获得性兴奋的病症，又称窥淫症。

（1）表现：此症只发生于男性，一般于青年早期首次出现症状。他们经常潜入私宅、女宿舍、女浴室或女厕所附近，从门窗缝隙、墙上孔穴，在屋顶、屋旁树梢偷看，也有蹲在隔墙而建男女公厕的男厕一方用小镜反射来窥看的，有的人边看边手淫。被窥看对象多半是陌生女性，至少是与自己没有性关系的女性。程度较轻的窥阴癖患者仍能结婚成家，仅在与妻子行房时，要靠想象既往偷看别人裸体的情景才能引起性兴奋；程度较重的患者完全丧失了正常性欲，窥阴成了获得性乐趣的唯一手段。

（2）处理：这里要说明的是，一般想窥视而没有采取行动者不算窥阴症。偶然看见异性私处而无进一步举动者也不能归为此病。只有窥阴而难以自拔者才需要治疗。心理治疗会有较好的效果。需要坚持治疗，有毅力的患者大多会有转变。

5. 施虐症

性变态者长期、多次在性交之前、之中或其后，一定要给对方造成某种程度的肉体伤害及精神凌辱，非如此不能引起性兴奋与获得性满足的病症，又称性施虐恋。

（1）表现：患者以男性居多，也可以发生在女性中；以异性恋者居多，但在同性恋者中也可出现。他们所采用的虐待手段五花八门，有的残暴凶狠，甚至可达到令人毛骨悚然的程度。常见的施虐行为有殴打、咬啮、绑缚、鞭笞、针刺、脚踩、烙烫、割伤等。个别极端情况可出现残酷杀害性对象的案件。施虐对象既可以是具有良好感情基础的配偶或恋人，也可是逢场作戏的娼妓，还可是无端被袭的陌生人。后一类情况应属强奸与施虐兼有的案件。

（2）处理：大多很隐蔽，患者不愿意求治，因此很难处理。有意愿接受治疗者，心理治疗对其会有一定疗效。

6. 受虐症

长期多次要求性爱对象对自己施加躯体虐待与心理凌辱，并以此作为引起性兴奋与获得性满足的主要手段的病症，又称性受虐恋。

（1）表现：受虐症患者男女性皆有，异性恋者与同性恋者也都有。受虐方式多种多样，较常见者为在性活动中要求对方给予辱骂、咬啮、殴打、撕拧、绑缚等，非如此不能获得性快乐。有些患者每次性活动中所要求的受虐方法固定不变，但有些则并无固定要求，只要受到凌辱便可以。

（2）处理：同施虐症。

以上种种怪现象，均属病症，归类有所不同。心理治疗有一定效果，关键还在于患者本人的动机与求医意愿。

性心理问题已不少见，求医则好！

秘诀八

知晓异常状态

秘诀内核

在人们的日常生活中，一些人会出现各种自己不理解的精神现象，他们会误以为是遭遇了现实的打击与挫折，而拼命地去改变现状，但收效甚微。其实应该换一个思路，自己是不是得了精神疾病呢？平时人们常说的“神经病”，是用来发泄自己的不满。实际上，在生活中，的确存在相当数量的精神障碍患者。据报道，精神障碍的终身患病率已达到 10% 以上，但却还未受到足够的关注。增加一个认识问题的视角，大有裨益！

精神异常不可小视！

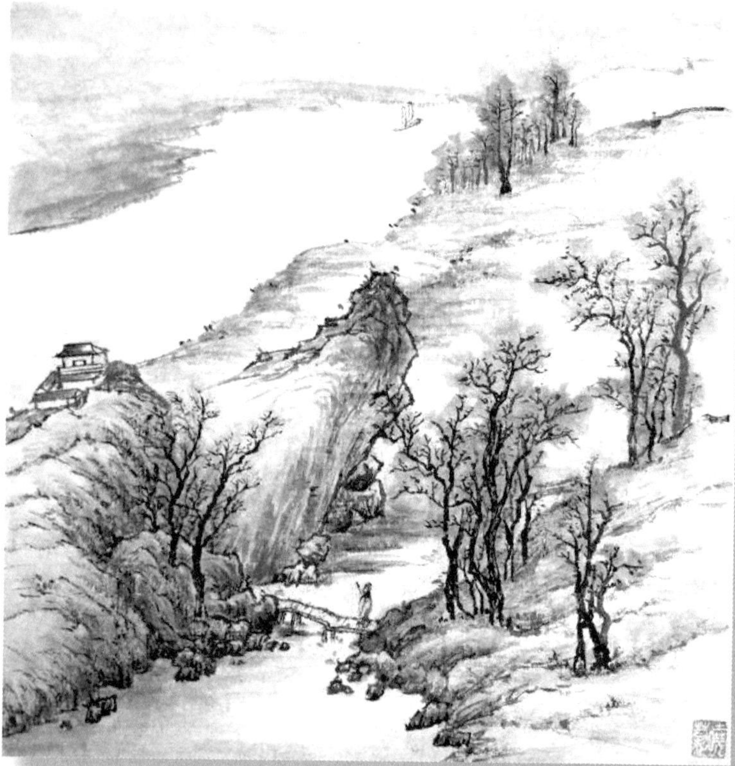

一、了解感知觉异常

若生活中感知觉上出现一些平时并不能出现的现象，不要不当回事，要高度警惕。

1. 幻听

患者既可听到某种单调的声音，也可听到十分复杂的声音。例如，患者可出现听到鸟叫声、机器的轰鸣声、流水声等，多见于脑局灶性病变。而言语性幻听最为常见，并具有诊断意义。内容通常是对患者的赞扬、辱骂、斥责或命令，患者因此而感觉苦恼和不安，甚至出现拒食、自伤或伤人等冲动行为。幻听对思维活动、情感活动和意志行为均有影响，可见于多种精神障碍，是诊断重型精神疾病的重要症状。例如，某位36岁的男性，对医生讲他听到有人在背后说他的坏话、污蔑他，甚至命令他做事情，而周围却找不到人，声音常说："你是罪犯，你犯的罪死有余辜。去把某人杀了，是他导致你犯罪的。"这是幻听的典型表现。

2. 幻视

内容多样，既有可能出现单调的光、色，也有各种形象的人物、场景、画面等。在意识障碍时，幻视多为生动鲜明的形象，通常为恐怖性内容。在意识清晰时也会出现幻视，例如，一位患者说："看到自己家门外站着一个男人，天上有直升机在盘旋，家中墙壁有监视器的红光射出……"

3. 其他的幻觉

①幻嗅：患者在无客观刺激的情况下，闻到一些刺激性的气味，如浓烈刺鼻的药味、腐败尸体的气味、焦味以及自身体内发出的气味等。患者常因此感觉不快，该症状通常与其他幻觉和妄想混杂在一起。②幻味：患者能尝到食物内某种特殊的奇怪味道，因而出现拒食。常继发于被害妄想。③幻触：也称皮肤黏膜幻觉。患者感到皮肤或黏膜上有某种异常的感觉，如电流感、虫爬感、针刺感等，也可有性接触感。④内脏幻觉：患者对自身躯体内某一部位或某一脏器的一种异常知觉体验，如感到肺扇动、肠扭转、胃痉挛、肝破裂、心脏穿孔、腹腔内有虫爬行等，常常与疑病妄想、被害妄想等伴随出现。

感觉异常时，应尽早寻医问药！

二、思维障碍要分清

一个人的思维出现了异常现象，更要特别警惕。以下介绍几个常见的思维异常。

1. 思维破裂

指患者表达出来的概念之间必然联系的断裂。具体表现为患者在谈话时，虽然有完整的句子，但各句之间所表达的含意互不相关，变成一种语句的堆积，内容令人无法理解。

症状严重时出现语词杂拌，表现为言语支离破碎。例如："有人在说话，月亮，旧衣服，保养身体，我姓高……"例如医生问一位32岁男性患者："你感觉怎么样？"患者回答："这是多余的问题，我不是坏人，阳光照到玻璃上了，跟着我不能解决任何问题，马马虎虎。"问："你家在哪里？"答："我想回家，计算机中病毒了，家中没有房产。"问："你吃饭了吗？"答："吃饭？走路小心汽车，天冷了加衣服。"

2. 逻辑倒错性思维

以思维推理缺乏逻辑性为特点。表现为推理结论既无前提也无根据，或因果倒置，令人觉得离奇古怪，不可理解。如一患者认为自己属牛，牛吃草，所以自己也该吃生菜和青草。

有这样一位女性，28岁，大学毕业后不参加工作，长期待在家中。半年来与母亲关系紧张，认为母亲有事隐瞒自己。患者称："我与妈妈同性相吸，异性相斥，而且最近一年地球的磁场发生变化，这种变化影响到我妈妈，导致妈妈对我态度发生改变。"

3. 被害妄想

最常见的妄想，既往称为牵引观念或援引观念。患者认为周围发生的一些与其无关的事件或现象与其相关，如坚信被跟踪、被监视、被诽谤、被隔离等。例如某患者认为饭菜中有毒，饮用水中也有毒，是邻居故意要害他，周围人的眼神和行为都不怀好意。有这样一位男性，40 岁，近半年来，觉得走在路上有人跟踪自己，周围人都对他怀有敌意，自称："我乘车，他们就跟着上车；我换乘地铁，他们也换；我故意提前下车，他们也跟下车……"并认为这些人在自己家中装有微型摄像机监视自己的行动，导致其根本不敢出门。

4. 关系妄想

患者将所处环境中与他无关的事物认为是与他相关的。如认为周围交谈的人是在议论他，别人咳嗽、吐痰是在蔑视他，甚至周围人的一举一动都与他有一定关系。常常与被害妄想伴随出现。例如，一位 20 岁女性，1 年来常闷闷不乐，不愿去上学，说："学校里同学说话故意针对我，有人看到我就咳嗽，甚至吐痰；有人看到我冷笑，含沙射影地说我；其他班的同学都躲着我，见到我就绕道而行。网上也开始出现我的信息，报道我的事情。"家长信以为真，真的到学校去了解情况，没有想到是孩子出现了精神问题。

5. 影响妄想

又称被控制感。患者坚信自己的思想、情感和意志行为都受到外界某种力量或仪器的控制，如电波、声波、超自然力量等，导致自己无法控制自身的心理活动或行为。患者存在强烈的被动性和不自主性，往往继发于其他被动体验或与其合并出现。例如，一位 40 岁男性，3 年来始终感到脑子里被偷偷植入了一个芯片，有人用一种特殊的仪器通过脑子里的芯片控制他的思想、语言、行为、甚至大小便，他感觉自己处于完全失控状态。而且在他受到控制时，他感到非常难受，头部有紧束感，反应迟钝；四肢抽痛，肩背发热；甚至早晨无法起床，也无法料理个人卫生。只有仪器未开启时，自己才是自由状态。

6. 夸大妄想

患者毫无事实根据地认为自己拥有超凡的才智、无上的权利、显赫的地位，以及大量的财富和发明创造，或是认为自己是名人的后裔。如某36岁男性，近2个月来心情特别好，胡乱花钱，到处和别人说自己能力强，赚到大钱了，甚至中央已经知道自己的能力。未来不久会有人接他去中央工作，自己会接替国家主席的职务，甚至联合国主席也能担任。

思维乱了要尽快就医！

三、分裂症早治效好

精神分裂症是一组容易被识别的精神疾病。患者通常具有思维、情感、行为等多方面的障碍，并以精神活动和环境不协调为特征。患者无明显意识障碍，智能保持较为良好，但部分患者可出现认知功能损害。该疾病多起于青壮年，起病较缓慢，病程多迁延，呈现慢性化及衰退倾向，但部分患者可保持临床痊愈或基本痊愈状态。

该病可见于不同文化和社会阶层中。发病高峰多集中在成年早期：男性通常为15～25岁，女性可稍晚。慢性病程特点可导致患者逐渐脱离正常的生活轨道，个人生活陷入痛苦和混乱局面。患者存在自杀倾向，同时遭受意外伤害的概率也高于常人。

前驱期症状往往出现在典型症状之前，常出现不寻常的行为方式和态度的变化。但由于这种变化过程缓慢，因此可能持续几个月甚至数年。某些变化不太引人注目，并未被及时发现是病态，而是直到回溯病史时才被发现。常见的前驱期症状包括神经衰弱症状，如失眠、非特异性疼痛、孤僻、胆怯、执拗、回避社交、敏感多疑、难以接近、敌意增强、与亲人关系疏远等。有些患者会出现让人无法理解的行为和习惯的改变，如一位年轻的大学生，近半年来每天5点起床，紧贴墙壁站立1个小时，认为这样可以纠正自己的驼背；另一位患者发病1年前出现古怪的行为，如将单位所有的文具用品编上号，使用时针对不同工作内容使用不同编号用品，绝对不能出现差错。

本病早期发现、早期规律治疗，有较好疗效。慢性迁延性病例久治难愈。

分裂症并不可怕，可一样工作学习！

四、双向情感早发现

双向情感障碍也称为躁郁症。它是以情绪高涨或易激惹为主要临床表现，伴随言语增多、活动增多、精力旺盛，严重时可伴有幻觉、妄想、紧张症状等精神病性症状。躁狂与抑郁发作交替出现。发作后可进入精神状态正常的间歇缓解期，多数患者具有反复发作的趋势。

典型的躁狂发作以情绪高涨、思维奔逸和意志活动增强的“三高”症状为特征，属于精神运动性兴奋状态。当患者内心体验和行为与外界环境一致时，称为协调性兴奋；反之，称为不协调性兴奋。

1. 情绪高涨

情绪高涨是躁狂发作的原发的、最主要的症状。患者常表现为异乎寻常地开心，轻松愉快，笑容满面，无忧无虑；部分患者表现为一点小事或稍不随意就大发脾气，严重时可能出现冲动行为。

2. 思维奔逸

思维奔逸是指患者思维联想速度显著加快，语量增多，一句接一句，无法被打断，常出口成章，滔滔不绝，内容丰富，诙谐幽默；患者自身亦感到脑子变得非常灵敏、聪明、反应迅速；患者自我感觉良好，过高地估计自身的能力、财力、地位，坚信可以做大事、挣大钱。

3. 意志行为增强

躁狂发作时患者表现为活动多，好与人结交，爱管闲事，整日不停忙碌；精力旺盛，不知疲倦，睡眠需要减少，但做事有头无尾，易被周围发生的事吸引而转移注意力；对结局过于乐观，行为草率，不顾后果；消费无节制，追求享乐，随意挥霍；且易与周围发生冲突，产生冲动行为。

4. 伴随症状

患者的外观常表现为面色红润，两眼有神，少有躯体不适主诉；瞳孔轻度扩大，心率加快；性欲增强，性行为轻率。因患者活动增多，入量不足，体力过度消耗，可以出现体重下降，导致虚脱、衰竭。通常患者对疾病没有认识，缺乏自知力。

对于双向情感障碍，早期发现，早期治疗得当，往往有较好的治疗效果。

爱护双向患者，治疗得当有效！

五、抑郁是人生感冒

抑郁是现实生活中最常见的精神问题，发生率很高，就如同感冒一样，非常普遍。我们对它不必恐惧，但也不要掉以轻心。我们常常把抑郁障碍看成是一类以心境低落为主要表现的疾病，常伴有不同程度的认知和行为改变，被称为

“人生的感冒”。

既往将抑郁障碍的表现概括为“三低症状”，即情绪低落、思维迟缓、意志减退，但并非所有抑郁障碍患者均同时出现这三类症状。目前将抑郁障碍的表现归纳为核心症状、心理症状群、躯体症状群 3 个方面。

1. 核心症状

包括情绪低落、兴趣下降、乐趣缺失，精力减退。情绪低落可以从闷闷不乐到悲痛欲绝，包括悲观、消极，对前途失望甚至绝望，丧失自信或自尊，有无价值感和无助感；兴趣缺失指对以前喜欢的活动都失去兴趣；精力不足表现为过度疲乏，打不起精神、行动费力、语调低沉、行动迟缓，严重者可卧床不起。

2. 心理症状群

焦虑，自罪自责，认知症状，如认知扭曲、注意力和记忆力下降等；精神运动迟缓，面部表情贫乏或缺乏；激越，无目的的失控行为增多；自知力受损；自杀倾向，有自杀观念和行为者占 70% 以上，10% 的患者最终死于自杀。

3. 躯体症状群

睡眠紊乱，如不易入睡、睡眠浅、早醒，早醒是特征性症状；食欲紊乱和胃肠功能紊乱，如食欲下降、胃痛胃胀；慢性疼痛，为不明原因的头疼和全身疼痛；性功能减退、性欲下降；其他非特异性症状，如头昏脑涨、周身不适、肢体沉重、心慌气短等。抑郁症状常表现为晨重暮轻。

现代医学对抑郁障碍已有良好的治疗方法，有许多药物疗效非常好。要相信医生，认真服药，特别是早期用药，效果会很乐观。

抑郁如同感冒，不可怕，可防可治！

六、焦虑症并不可怕

焦虑障碍是一种以广泛和持久的焦虑或反复发作的惊恐不安为主要特征的疾病，常伴有自主神经系统紊乱、肌肉紧张与运动性不安，临床可分为广泛性焦虑障碍与惊恐障碍两种主要形式。

1. 广泛性焦虑障碍

又称慢性焦虑障碍，是焦虑障碍最常见的表现形式。常缓慢起病，以经常或持续存在的焦虑为主要临床症状。具有以下表现：①过度担心，这是焦虑障碍症状的核心。表现为对可能发生的、难以预料的某种危险或不幸事件的经常担心，如一位20多岁的患者，总担心自己的水杯里会飘进虫子。有的患者不能明确意识到他担心的内容，而只是一种提心吊胆、惶恐不安的状态。有的患者担心的也许是现实生活中可能发生的事情，但其担心和烦恼的程度与现实很不相符，称为预期焦虑。患者常有恐慌的预感，坐卧不宁，似有大祸临头。

②躯体焦虑，表现为运动不安与多种躯体症状。运动不安可表现为搓手顿足，不能静坐，不停地来回走动，无目的的小动作增多。躯体症状中胸骨后的压榨感是焦虑的一个常见表现，常伴有气短；肌肉紧张，表现为主观上的一组或多组肌肉不舒服的紧张感，严重时有肌肉酸痛，多见于胸部、颈部及肩背部肌肉，紧张性头痛也很常见；自主神经功能紊乱，表现为心动过速、皮肤潮红或苍白、口干、便秘或腹泻、出汗、尿意频繁等症状。有的患者可出现早泄、阳痿、月经紊乱等症状。③觉醒度提高：表现为过分的警觉，对外界刺激敏感，易出现惊跳反应；注意力难以集中，易受干扰；难以入睡、睡中易惊醒；情绪易激惹；感觉过敏，有的患者能体会到自身肌肉的跳动、血管的搏动、胃肠道的蠕动等。

2. 惊恐发作

又称急性焦虑障碍。其特点是发作的突然性和不可预测性，通常反应程度强烈，患者常体会到濒临灾难性结局的害怕和恐惧，而此过程终止亦很迅速。

患者常在无特殊的恐惧性处境时，突然感到一种突如其来的惊恐体验，伴濒死感或失控感以及严重的自主神经功能紊乱症状。患者感觉死亡将至、大难临头，四处呼救、坐立难安，常伴胸闷、心动过速、心跳不规则、呼吸困难或过度换气、头痛、头昏、四肢麻木和感觉异常、出汗、全身发抖或全身无力等自主神经症状。惊恐发作通常起病急骤，终止也迅速，一般历时 5 ~ 20 分钟，很少超过 1 个小时，但不久又可突然再发。发作期间始终意识清晰，高度警觉；发作后仍心有余悸，担心再发。不过此时焦虑的体验不再突出，而代以虚弱无力，需数小时到数天才能恢复。部分患者由于担心发病时得不到帮助而产生回避行为，如不敢单独出门，不敢到人多热闹的场所，发展为广场恐惧症。

焦虑障碍的预后在很大程度上与个体素质有关，如处理得当，大多数患者能在短期内好转。一般来说，病程短、症状较轻、病前社会适应能力完好、病前个性缺陷不显著者预后较好。药物与心理治疗有很好的效果。

焦虑不可怕，短期内可好转！

七、追求完美学会度

强迫症是指以追求完美的强迫症状为主要表现的一类神经症。其特点可概括为：有意识的自我强迫和反强迫并存，两者之间的强烈冲突导致患者产生焦虑和痛苦；患者体验到的观念和冲动来源于自身，但违反自己的意愿，患者虽极力抵抗，但却无法控制；患者同时也意识到此症状的异常性，但始终无法摆脱。病重者仪式性动作成为主要表现，同时精神痛苦减轻，其社会功能严重受损。

此病平均发病年龄为 20 岁左右，为无明显诱因下缓慢起病。其基本症状为强迫观念、强迫意向、强迫行为。可以以其中一种为主，也可以是几种症状兼有。常见的表现形式如下：

1．强迫观念

①强迫思想：脑中常反复地想一些词语或短句，这些词或句子常是患者所厌恶的。如一个有虔诚宗教信仰的人，脑中反复想着一些淫猥或渎神的词句。②强迫性穷思竭虑：对一些常见的概念、事情或现象反复思考，刨根究底，虽自知其毫无意义，但无法自控。如反复思考“人为什么要吃饭而不吃草”“究竟是先有鸡还是先有蛋”等。③强迫怀疑：对自己做过事情的可靠性表示怀疑，需要反复检查、核对，如钱物是否点清、门窗是否关好等。患者自己虽能意识到事情已做好，但仍无法避免上述行为。④强迫联想：每当脑子里出现一个观念或看到一句话时，便不由自主地联想起另一个观念或词句，其大多是对立性质的，也称为强迫性对立思维，如想起“战争”，马上就联想到“和平”等。⑤强迫回忆：意识中不由自主地反复呈现出曾经经历过的事情，无法摆脱，并常感苦恼。⑥强迫意向：常体会到一种强烈的内在冲动，要去做某种违背自己意愿的事情，但一般不会转变为行动。患者明知道这种冲动是非理性的、荒谬的，因此努力克制，但内心冲动仍无法摆脱。例如，看到尖刀就想去刺自己，看到有人下楼梯便想将其推倒等。某位老教授无法控制自己思

维中要用菜刀杀死自己老伴的想法。

2. 强迫行为

①强迫检查：多是为了减轻强迫怀疑引起的焦虑而采取的措施。常表现为反复检查门窗、煤气是否关好，电插头是否拔掉，资金账目是否正确等。严重者反复检查仍不放心。②强迫洗涤：多因害怕受污染这一强迫观念而表现出反复洗手、洗衣、消毒用品等。患者往往花费大量的精力和时间去完成这一行为，虽自知没有必要，但控制不住。③强迫动作：通常是为了对抗某种强迫观念所引起的焦虑而逐渐发展起来的。例如，一位患者开始出现强迫观念时便摇头对抗，初期有效，但随后便没有效果。于是就增加一项拍手的动作，开始有效，但好景不长，于是患者又增加一项跺脚的动作。随着病情发展，患者便发展了一套复杂的仪式化程序：先摇几下头，接着拍几下手，然后不停跺脚……④强迫询问：强迫症患者常常表现为不相信自己，为了消除疑虑给自己带来的焦虑，常常反复询问家人、朋友，以获得解释与保证。

部分患者症状在 1 年内能有效缓解。而病情超过 1 年者通常会演变为持续性、波动性的病程，迁延数年。症状严重者、伴有强迫人格特征者，以及持续遭遇较多生活事件的患者预后较差。但是，坚持药物加上心理治疗往往效果较好。

八、不对恐惧症恐惧

恐惧症指一种过分和不合理地惧怕外界某种客观事物或情境的神经症。患者明知这种恐惧反应是过分的、不合理的，但在相同场合下仍反复出现，难以自控。发作时常常伴有明显的焦虑和自主神经症状。患者常常极力回避恐惧的客观事物或情境，或是带着畏惧去忍受，因此影响其正常生活、工作。

临床上通常将恐惧症为三大类：

1. 场所恐惧症

又称广场恐惧症，是恐惧症中最为常见的一种。女性多于男性，患者多起病于 25 岁左右，而 35 岁左右是另一个发病高峰期。主要表现为对某些特定环境的恐惧，如空旷的广场、密闭的环境和拥挤的公共场所等。患者常害怕离家或独处，害怕进入商店、剧场、车站或乘坐公共交通工具，担心在这些场所出现恐惧感，得不到帮助而又无法逃避，因此回避这些环境，甚至根本不敢出门。恐惧发作时还常常伴有抑郁、强迫等症状。

2. 社交恐惧症

多发于 17 ~ 30 岁，女性多于男性，通常无明显诱因突然起病。主要特点是害怕被人注视，一旦发现别人注意自己就感到不自然，脸红、不敢与人对视，甚至觉得无地自容，因此回避社交，更不敢在公共场合演讲。常见的恐惧对象是异性、严厉的上司和未婚夫（妻）的父母亲等，也可以是熟人，甚至是自己的亲属、配偶。

3. 单一恐惧症

指患者对某一具体的物件、动物等有一种不合理的恐惧。最常见的为对某种特定动物或昆虫的恐惧，如蜘蛛、青蛙、毛毛虫、蛇、狗、猫、鼠、鸟等，有些患者害怕鲜血或尖锐、锋利的物品，还有些患者对自然现象产生恐惧，如黑暗、风雨、雷电等。单一恐惧症患者的症状较恒定，多只限于某一特殊对象。它常起始于童年，以女性多见。

多数恐惧症患者病程迁延，具有慢性化发展的倾向。儿童期起病者、单一恐惧者预后较好。心理治疗最为有效。

恐惧症并不可怕，可以战胜！

九、老年性痴呆可预防

对于老年性痴呆，可能很多人都不陌生，这种病症困扰了很多家庭，也为他们带来了巨大的精神压力和经济压力。但是不一定每个人都知道这种病症早期的具体症状，如果能够早些发现，后续的治疗肯定会比较有利。

老年性痴呆症又称阿尔茨海默病，是一种中枢神经系统病变，起病隐袭，病程呈慢性进行性，主要表现为渐进性记忆障碍、认知功能障碍、人格改变及语言障碍等神经精神症状，严重影响社交、职业与生活功能。

让我们一起来了解一下老年性痴呆的症状。

1. 记忆障碍

这种情况最开始会出现于疾病早期，患者可能记不清短短的十几分钟或者半个小时之前发生的事情。很多患者都是反复回想很多次，还是记不起来；他们也会经常会找不到东西，经常会反复问一件事情。刚开始很多人都简单地认为只是老人家记性不好，症状很容易被忽视。

2. 语言表达变差

很多时候患者想表达一个意思，却找词困难，想说却说不出来。有时候这往往是病症中最早出现的症状，经常唠唠叨叨，但说了半天也没表达出自己想说的事情。这种症状在老年性痴呆患者中很常见。

3. 视力的改变

大部分的老年性痴呆症患者都是老年人，这种病症在早期会有视力下降的问题。症状包括看不清或不能准确地判断位置，甚至有些患者还会在经常活动的地方迷路，许多家属会误认为出现这种情况可能是老年人年纪大了，有白内障或者是视力下降。

4. 不认识人和物

不认识人是老年群体中经常出现的症状。如果没有患上老年性痴呆，只是看不清楚，走近一点让老年人慢慢看，他自然会知道是谁。可是患病的人，他是完全不认识人，而且也会忘记很多物品的功能。和大多数人认为的一样，患老年性痴呆症的老人有点像小孩子。

5. 性格的变化

许多老年性痴呆症患者在疾病早期，都会发生很大的性格变化：之前性格可能比较温和，慢慢地可能脾气会变得比较暴躁、多疑。也有很多患者表现为没有安全感。如果出现这些情况，家属们都要重视。

老年性痴呆实际上在一定程度上可以预防，只要发现得早，及时把情况反馈给医生，配合治疗，后期仍可以达到良好的健康状态。如果发现家中长者的记忆慢慢变差，不管是不是这种病，最好还是去咨询一下医生，当作老年人的常规检查也是有好处的。对于这种疾病的预防，除了及时发现、及早检查，平时还要多关心老年人的心理状态。有时心理状态和个人的生理疾病是有关系的，而老年人的精神状态随着年纪增大而下滑。建议大家不要总是让老年人独处，要多让他们接触外界。打太极拳或打麻将等集体活动都可以有效预防老年性痴呆。

虽然说老年性痴呆不能完全根治，但新药已在研制当中；而且在悉心的日常照料下，患者的健康依然能得到保障。它不会马上对患者的生命造成威胁。

尽早发现痴呆，尽早训练预防！

十、网络成瘾已是病

长时间以来，人们都觉得上网是一种自然现象，不是病，但经科学家论证，沉迷网络已经纳入了精神疾病范畴。我们不得不认识这样一个现代社会的新疾病。

互联网成瘾综合征简称网瘾。网瘾是生理疾病，基本症状是上网时间失控，对上网欲罢不能，可以为了上网不吃饭、不睡觉。即使患者意识到问题的严重性，也仍无法自控。常表现为情绪低落、头昏眼花、双手颤抖、疲乏无力、食欲缺乏等。常用的网瘾判定标准有 3 个：一是连续 1 个月以上每天上网 4 ～ 6 个小时，严重影响了工作和学习；二是认为上网能得到快乐；三是不上网就会出现躯体症状，如头痛、出汗、烦躁不安等，但一坐到电脑前，这些症状就立刻消失。

有了网瘾应如何消除呢？既然网瘾是操作条件反射形成、固化所致，而操作条件反射的关键是强化，即上网操作和让他产生快感的强化物的结合。所以消除网瘾的办法便是逐步不强化，使上网操作逐渐减少，并不和强化物结合，网瘾便很易根除。具体办法是认知行为疗法。

1．认知改变

家长在刚发现自己的孩子可能有网瘾时，与孩子的谈话非常重要。要与孩子像朋友一样协商，不要说教，要尊重孩子。明确学习是青少年的主要任务，指出网瘾关系其身心健康，它对青少年的危害包括荒废学业，疏远亲情与友情。与此同时，家长还要主动与老师配合，双管齐下，越早越好。

2. 代币疗法

首要是激发孩子改变自己上网过多的不良行为的意愿。家长与孩子协商定出总体计划，取得共识：在 3 个月或半年内逐步减少上网时间，最终达到偶尔上网或不上网。如原来每天沉迷网吧 10 小时以上，则第 1 周减为 9 小时，第 2 周 8 小时，以此类推。有网瘾的孩子能按计划执行则给予奖励（用代币制），即每周发给适当的代币，到月终换为现金。做不到时则给予惩罚，但不可打、骂，而是将孩子最喜欢的食物、娱乐或其他活动减少，如不让吃快餐、冰淇淋等。这样，3 ~ 6 个月的时间会逐步消除他的网瘾。

3. 橡皮筋疗法

让孩子左手腕带上粗的橡皮筋，当孩子有上网的念头时，自己立即用右手拉弹橡皮筋。橡皮筋回弹便会产生疼痛感，转移并压制上网的念头。拉弹的同时，孩子还要提醒自己："网瘾有危害，我要克服！"家长要培养孩子的意志力，用意志力压制上网的念头。

青少年需要充实的精神生活和娱乐活动，不让其上网，必须要找别的爱好来替代。如培养孩子对于游泳、打球、登山等的兴趣，让他参加各种学习班。若孩子能在其中取得进步，便能获得比上网更大的兴趣。

疫情之后，学生逐步恢复了在学校的学习，网瘾问题又会提上日程。不能让网瘾成为影响青少年健康成长的一大隐患。

克服网瘾，健康成长！

秘诀九

处好人际关系

秘诀内核

只要在社会中生活，每个人都必然会面对人际关系，无法摆脱。由于人际关系，有些人如鱼得水，有些人步履维艰。人生的幸福离不开良好的人际关系。处理好人际关系既要靠理论，又要靠实践。中华民族积累了许多有益的文化精髓，愿它们能成为每个人的帮手，帮我们活出幸福、活出开心，在有限的生命中活出精彩。

让良好的人际关系陪伴你终身！

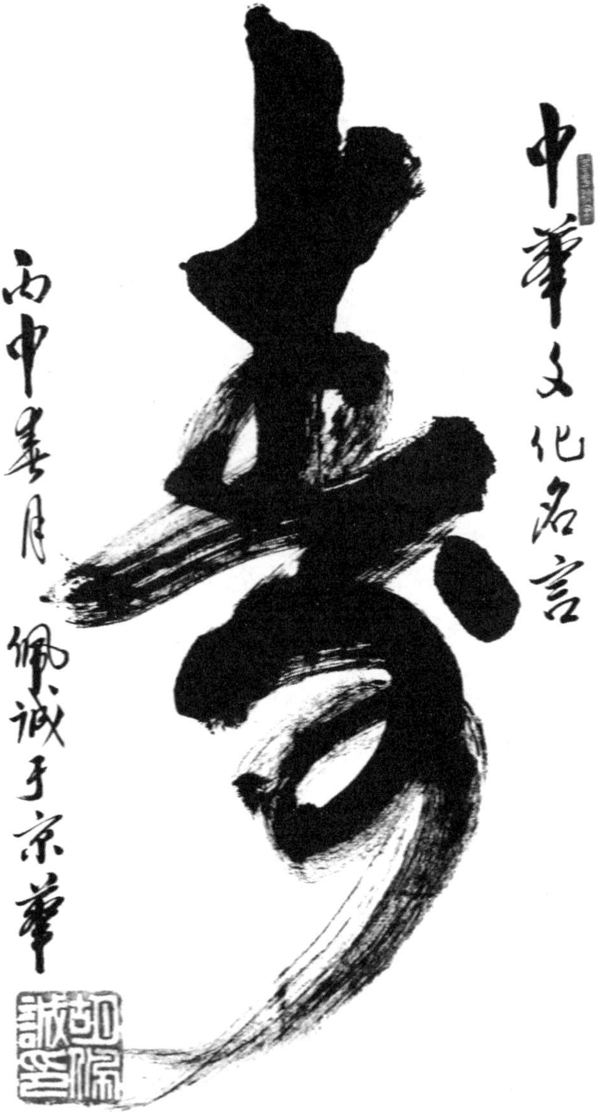
中華文化名言
孝
丙申春月 佩诚于京華

一、人际关系学问大

人际关系就是人际交往中形成的联系。它被学者们研究了许多年，有许多值得我们重视的理论与方法。

1. 人际关系的产生基于人际交往的三种基本需求

人际关系之所以非常重要，是因为群体性是人的本能之一。它满足了人们三方面的需求：①包容与被包容性需求。许多人愿意主动与他人交往，主动参与社团活动，主动参加某一组织，并在其中主动定位于某一角色，或在不同群体中同时担任不同的角色。诚然，也有被动型包容的人，他们期待他人接待自己，等待社会活动的邀请。②情绪情感交流性需求。情绪情感的交流是人际交往的重要目的，每时每刻都渗透在人们的行为之中，也每时每刻都参与着人与人之间的交流，协调着人们的日常生活。在情感交流中，有的人善于表达或传递情绪、情感，如实地表露出来，坦诚地对待自己的情绪、情感，哪怕是负面情绪的暴发。在人际交往中，人们真情实感的流露可以起到感染和影响作用。③控制与被控性需求。在实际生活中，总是有人有支配、指挥和领导的欲望，也有人有服从、模仿、追随和受人支配的需求。换言之，人有合群、从众的一面，也有独立、自主的一面；有控制、支配的一面，也有自由、顺应的一面。由于人类趋向于协调和完整，也就形成了控制与被控制的交往模式。

2. 人际关系影响了人类三方面的发展

①事业成功的基础。在某大学的校友会上问卷了解校友认为在事业成功的因素中，什么最重要。近万份问卷的分析结果表明，20% 的人认为取决于个人的聪明才智，80% 的人认为取决于人一生的人际关系。这个调查对于人际关系会影响人的事业发展的观点极有说服力。②信息共享的基础。现代社会知识量激增，我们处于一个“信息爆炸”的时代，不建立一个和谐的人际关系进行交往，就不能尽快获得信息。有学者曾说，现代社会 80% 的信息是通过交往获得的，而在现代社会掌握了信息就等于增加了成功的砝码。③情感分享的基础。人际关系与每个人的生活密切相关。生活中一定会有业余时间，如何填补生活的空白？如何进行情绪情感的交流？亲朋好友间的活动，工作关系外情感的互通，都要利用一定的人际关系进行。在现代忙碌的工作中，在内外人际关系建立时，把握人际交往的最高热诚，已是人们生活的必需。

由此可见，人际交往在一个人的人生中足以起到不可替代的作用。

把握好人际交往，至关重要！

二、人际沟通要妙用

人际沟通是指人们为了互相传递信息、交换意见、沟通情感而运用语言、行为等方式进行的互动过程。人际交流有哪些原则，又有哪些技巧呢？

1. 学会把握的 4 个距离

（1）公众距离，这个距离大多数为公开演讲、演说者与听众保持的距离，如在发布会、学术交流会这样的场合，这个距离比较适用。这个距离有一个远近范围，其中近范围为 3.7 ～ 7.6 米，远范围是 7.6 米之外。此范围几乎是可以容纳一切人的空间。在这个空间，我们可以不关注任何人，因为相互间不一定会发生联系，除了和你一起听演讲或者发布会的同伴。演讲者更不用管其他人，他的听众是所有人。如果想要和某位听众发生互动，就必须走下讲台，让公众距离变成个人距离，才能面对面实施有效沟通。某些教室把这个距离缩短了，教师会感觉非常不好，因为没有了他的工作空间。

（2）社交距离，这个距离和公众距离有所区别。虽然也是在公开场合，但是社交距离可以更近一点，是一种社交性和礼节上的比较正式的关系距离。这个距离的远近范围也不同，近范围一般是 1.2 ～ 2.1 米，这个距离一般是在工作环境和社交聚会上，大家都保持这个距离比较合适；远范围一般是 2.1 ～ 3.7 米，两人处于这样的距离范围，一般都是正式的交往关系。

（3）个人距离，个人距离是最不好把握的距离，也是非常要注意分寸感的距离，这种距离会有少量的肢体接触，但是不会很亲密。因为与你交往的人可能会是熟人，但还没到亲密的地步，所以要把握好。这个距离的远近范围也不一样，近范围一般是 46 ～ 76 厘米，这个距离刚好是两个人握手、交谈的正常范围；远范围是 76 ～ 122 厘米，任何朋友都可以进入这个范围。这里要提醒大家的是，较为熟悉的朋友间交往距离一般都在 76 厘米这一端，而陌生人直接的交往一般都保持在 122 厘米的一端。

（4）亲密距离，我们常说“亲密无间”就是用来形容亲密距离的，这个距离是人际交往中最小的距离，属于私下距离，只限于情感联系上高度密切的人使用。其远近范围也有所不同，其中近范围在 15 厘米以内，远范围为 15 ～ 44 厘米。15 厘米以内的两个人，可以肌肤相触，可以感受到对方的体温、气味和气息；在 15 ～ 44 厘米的范围，两个人的接触一般是挽手、促膝之类的动作。

2. 人际吸引的因素得关注

人际吸引是个体与他人之间情感上的相互亲密的状态，是人际关系中的一种肯定形式。亲和是较低层次的人际吸引，喜欢是中等程度的吸引，爱情是强烈的人际吸引。影响人际吸引的因素有以下 6 点：①相似性吸引，人们喜欢那些和自己相似的人；②互补性吸引，互补对于喜欢也是重要的，可视为相似性的特殊形式；③邻近性吸引，邻近性指的是如果其他条件大体相当，个体与邻近的人接触得更多；④外表的吸引，容貌、体态、服饰、举止、风度等个人外交因素在形式人际情感中的作用往往是很大的；⑤人格的吸引，人际关系的人格品质具有很大的吸引力；⑥奖励性吸引，需求的满足产生吸引。

如何能够做到产生以上的吸引呢？固然，这不是一蹴而就，经过长时间的琢磨与实际的磨炼可能慢慢练就以上的条件，从而获得好感、取得信任、改善关系。

人际沟通有原则！

三、人际交往的技巧

更为具体的交往，要注意下面的原则与方法，综合运用，会产生良好的效果：

1. 人际交往三原则

人际交往中，应遵循以下的基本原则。也就是说，不是所有交往都能成功，也不要期待与所有人都能友善交往，要有原则与底线。①平等性原则：喜欢是有前提的，要相互尊重。处于平等地位就是前提，我们喜欢那些也喜欢我们的人。②互利性原则：互利共赢是人际交往的原则。在交往过程中，虽不能斤斤计较，但是不能没有底线。③保护性原则：在人际交往过程中，防止自我价值受到否定和贬低。

2. 人际交往健康的标志

在人际交往过程中，有这样几个正向标志：①乐于交往，人要对与人打交道感到高兴。②敢于交往，在交往中不能退却。③善于交往，学会各种有益的交往手段与方法。④具有交往的良好心理品质：自信、热情、谦虚、善解人意。

3. 人际沟通六大技术

以下是非常重要的人际交往的八大技术：①懂得分寸，与人交往中，做关键的是把握好“分寸”，即懂得对方的心理，运用好各种技巧。韩雨主编的《99 种最讨人喜欢的说话方式——教你快速积累好感力》强调要懂心理，有分寸，话说得漂亮、得体。② 善用表情：人体有 3 种重要的表情，包括言语表情（语音、语速、语调）、身体表情（躯体语言）、面部表情，每一部分都能表达丰富的情感，也有很多使用技巧，运用得体容易让他人产生好感。③善于倾听，还要听出话语背后的情感与内容，不是一件很简单的事，需要训练，更要体验。④善于学习：在谈话中，善于找出对方的长处，向他学习。学会欣赏对方，而且说到对方内心深处，并打动他。⑤ 善用幽默：幽默是一种最能化解矛盾的语言武器，运用得当往往事半功倍。⑥首因效应：给他人的第一印象最为关键、重要，因此在第一次见面打交道时，尽量给对方留下美好的感觉与印象。

4. 人际沟通改善方法

改善人际沟通的办法需要在人生的实践中体会与锻炼。若希望快速改善自己的交往能力与技巧，可以参加以下两种训练：①敏感性训练，争取参加一个团体小组训练。在团体小组中，通过语言与非语言的交流，了解自己对问题的分析能力和组员们对自己的评价。通过自我意识水平的提高、移情能力的判断，从而改善自己在交流过程中的沟通技巧，增进社交能力。②角色扮演：也需要有人指导，站在一个新的立场去体验、了解和领会他人的内心感受。

人际交流能力要在体验与实践中增强！

四、职场关系面面观

在职场中，学会处理好人际关系非常重要。尤其是年轻人，往往把握不住一些关键点，从而丧失了一些宝贵的机会。在职场中，若希望更好地把握机遇，就需要懂得其中的技巧。

1. 进入职场首要应做的事

①迅速找到相同点：在进入一个新的集体时，有的人可以迅速融入其中，有的人却只能望而却步。这就揭示了一个问题，就是我们常说的“会说话”很重要。想要融入一个新的环境，就要和身边的人多交流，在交流中多多留意，发现相同点，打破彼此间的壁垒，进行更深入的谈话。所谓趣味

相投便是如此，这样也更方便我们开展接下来的工作。②赞美和欣赏对方：人都是渴望被认可、被赞美的。称赞和欣赏是一种修养，它让我们学会发现别人的美和优点。我们身边的亲人、同事、熟人，每个人都有自己的个性，有的温柔，有的率真，有的热情，有的沉稳，有的低调，有的喜欢表现……但他们每个人身上，都有亮点，都值得我们欣赏和赞美。学会赞美会让彼此的关系更加紧密，学会欣赏也会让我们成长得更加迅速。③礼仪礼貌不能少：和人相处时，礼仪、礼貌是最基本的要求，不仅代表对别人的尊重，也是体现自身素质的一项标准。不管是自己的上司还是同事，都要给予尊重。要注意自己的言辞和平时的举动不能太过随便。④懂得感恩：在职场中，我们遇到好的同事、领导，一定要懂得感恩。遇到一位好领导，便要认真地在工作中向他学习。假设第一份工作就有很好的薪水，那运气很好，要感恩；万一薪水不理想，要懂得跟在领导身边提升自己的能力。一个人的努力，别人会看在眼里的。一个好领导，心中都有一份员工的“资产负债表”。工作除了会带给我们有形的薪水之外，最重要的是无形的资产。

2. 进入职场要谨慎对待的人

我们在工作中往往会见到各种各样的人。有的同事可以给我们提供真实的帮助，也能在生活中相互照应。但有的同事不仅做不到帮助，还会给我们“使绊子”，阻碍我们的发展。所以在与同事相处过程中一定要看清楚对方是不是可以深交的人，否则不仅工作不顺心，也非常浪费自身感情。尤其是以下几种人，一定要避而远之：

（1）只会看热闹的人：这样的人，往往是唯恐天下不乱的类型。他们通常不会在意你能给他们提供什么，而是随时等着看你的笑话。这是非常可怕的，因为他们既不想在你身上得好处，也不会特别在意你的情绪，只是想看热闹；而且你越难堪，他就越开心！这样的人是肯定要远离的。

（2）经常给你灌输“鸡汤”的人：有的人可能会奇怪，为什么这样充满正能量的事情也是不好的表现了呢？其实，适量的鼓励是好事，能让我们在工作中有继续前进的动力；但一旦这样的“鸡汤”过了量，就失了分寸，有时候听起来非常不真诚。过度“鸡汤”只会让人感到乏味厌倦，久而久之人就再也提不起精神了。

（3）总是逃避责任的人：不仅在工作中，在生活中这样的人更应该躲得远远的。因为他不会承担责任，这就意味着在很多时候工作上的问题他会能逃避就逃避，而这样的行为会直接导致你可能需要为他不负责任的行为买单。很多时候他会推卸自己的责任，哪怕是自己的工作出了纰漏，也会把责任推到别人身上。

（4）“笑面虎”类型的人：这种人是非常可怕的，表面看上去跟所有人都和和气气的，但往往背地里会为了自己的利益做出有损他人利益的事情，并且习以为常，不会有任何愧疚之心。这样的人虽然表面上看起来与你关系很好，但不会给予你一点实质性的帮助。一旦你的工作遇到了困难，他必然躲得远远的，甚至落井下石。所以这样的人离得越远越好。

当然，在职场中与同事保持好的关系是一件好事，但是“道不同，不相为谋”，如果同事与你的志趣不同，你也不需要为难自己。完成自己的分内工作，才是我们在职场最重要的事情。

职场人际关系学问多！

五、同级关系如何处

如何与单位员工相处，特别是同级的同事，也是一个难题。技术、资历固然很重要，但是人际关系的现状会直接影响到本人的心情。而这种心情会贯穿于人的工作时期。对于每天要经营的职场关系，我们要怎么做才能感到工作的愉悦、心情的顺畅？这是一件不得不学，也不得不考虑的事。可以用下面这些原则与处事方法来规范自己的言行。

1. 亲切

用和蔼、亲近的态度与人交流是与同事相处的第一要素。乐于接近周围的人、随时保持快乐的心情、愿意说些家常话，这种像对待家人一样的和蔼态度，往往使大家乐于接近，而且让大家发自真心地有好感。爱摆架子的人，人人都会敬而远之；能和其他人愉快相处的人才让大家由衷喜爱。

2. 开朗

与每天脸上带着笑容的人见面也会让大家觉得自己也变得愉快。这种乐观的态度、心态，不自觉地就会感染到身旁的人，让大家不由自主地接近。成天板着面孔的人，大家怎么会热心接纳呢？

3. 热心

在一个团体中，热心的人总会得到别人的尊敬。有些人因为怕麻烦、怕吃亏，遇事一味推托，这样的人是难以受欢迎的。在他人需要帮忙时，热心的人会挺身而出，不计较自己的得失，造福他人。这样的人，大家往往会对他的所作所为表示由衷感谢，从而敬重他。

4. 幽默

会说笑、逗大家开心的人，走到哪里都会受欢迎。人人都喜爱开心果，谁会喜欢愁眉苦脸的人呢？虽然或许他们背后有苦楚，但是面对大家时还是把欢笑带给别人，幽默是难能可贵的品质。

5. 悦目

好看的人往往能给人留下很好的第一印象，会抢占先机，这是不可否认的事实。诗人说：“美是永恒的喜悦。”喜欢美好的事物，本来是人的天性。美丽的人到处被人簇拥着，也是这种天性的反映。外表、打扮、穿着让人觉得赏心悦目，也是吸引人的重要条件！因此，每日上班时打扮得体，给大家美的感觉，至关重要。

上述特质都是受欢迎的人的特质，你做到了哪些呢？多观察你周围拥有这些特质的人，在你遇到状况时，想想这样的人会怎么处理。

相信自己也会变成一个很受欢迎的人！

六、上下级处理微妙

与领导相处和搞好上下级关系是每一位刚进入职场的年轻人必须面临的课题。倘若处理不好，不但心情郁闷、工作没动力，而且长此以往还会对职业生涯不利，甚至影响前途。

在职场中，领导对我们的影响无疑是巨大的，从某种程度上说，我们的工作、成长、职业发展，很多时候取决于领导，和领导相处良好的作用不言而喻。所以，我们在职场中打拼的年头越长，越会明白：工作能力不是职场成功的唯一因素，正所谓“三分靠努力，七分靠为人处世”。与上级相处，应注意以下基本原则：

1. 要会做事

在职场，领导最需要的永远不会是那些拍马屁的人；领导真正需要的，是那些不仅能办事，更能帮领导办事的人。所以，你必须做好始终在领导背后的准备，不能把自己的位置放得比领导还高。有的时候，你还需要主动承担任务。例如，领导接受了一项任务，但却又不太想做。这个时候你就要敢于出头，把领导的意思清晰地表达出来。“为领导分忧”的能力是你和领导相处的必修课。

2．要会说话

懂得说话之道的人往往有良好的人际关系；而不会说话的人往往处处得罪人，面面碰壁。与领导相处，会说话往往比只会办事更重要。领导没办法监督、理解所有人，所以明白领导意思，工作完成得好，并能表现出来的员工，对于领导来说是更得力的助手。“会说话”是跟领导相处必备的技能。

3．做事注意分寸

在职场，过分地显示自己一样会出问题。因为这样，领导会觉得你过于“锋利”；而过分地隐藏自己，领导又会觉得你太过平庸；所以最良好的显露分寸是既不骄傲又不窝囊，这样会让领导觉得你有一些能力，会生出对你的一份尊重。与领导相处要把握分寸，表现得不能过于高傲，应让领导觉得你既是一位有才的人，又是一位懂得尊重人的人。

4．办事留有余地

“树活一张皮，人活一张脸。”人都是“要面子”的。而在职场中，领导更是非常“要面子”。有些员工当众反驳了领导的提议，让领导很难堪。其实与领导相处，并不需要刻意拍马屁，只需顾及领导的面子。如果总是和领导对着干、顶撞他，对我们来说的确有一时的爽快，但可能不利于长远的发展。说话办事要“留有余地”，给他人“留面子”，这些也是为人之道。

要承认，我们与领导最主要的关系是工作关系，其他的关系都是次要关系，这是与领导相处的第一原则。其次，我们要知道，领导首先是一个“人”，然后是一个“男人”或“女人”，再之后才是你的领导，这是原则之二。

和领导相处并不简单！

七、夫妻关系影响大

夫妻是一个家庭的基本组成是一段家庭关系的基础。一个家庭中，可以没有父母，也可以没有孩子，但是夫妻是一定要存在的。有这两个人的存在，才能构成一个家。夫妻间的感情关系能够直接影响到整个家庭的发展方向。如果夫妻关系和睦，那婚姻便是健康美满的。由这段婚姻衍生的家庭关系也会幸福和美满。可一旦夫妻关系产生裂痕，整个家庭都会被一种不安的氛围所笼罩。

现在很多人都强调婚姻和恋爱是两个不同的事：恋爱时期的两个人可以不计后果地玩闹，可以撒娇任性，甚至心情不好了可以两手一摊，只需要留下一句“分手”便可以去逍遥自在。可婚姻却完全不像恋爱这样儿戏，婚姻中要承担的责任更多。两个人一旦步入婚姻殿堂，肩膀上的担子也会变得更重。在夫妻关系中，记住一些关键的准则，方能感受夫妻关系带来的美好与快乐。

1．珍惜相爱是最高原则

什么是夫妻？夫妻是相爱一辈子，争吵一辈子，忍耐一辈子。什么是家？家是夫妻共同经营，编织着梦想和分享着苦辣酸甜的心灵窗口。家不是一个简单的概念，社会学家说家是社会最小的细胞；婚姻学家说家是风雨相依的两个人的世界；文学家说家是宝盖上面站着一个顶天立地的人，为下面的人遮风挡雨。家是感情的港湾，是成长的摇篮，是灵魂的栖息地，也是和家人在一起的全部情感结晶。拥有它是平凡的，如柴米油盐的浸润；失去它却又会撕心裂肺地疼痛，一旦失去，便不易挽回。家是一种情感信仰，也凝聚了一种强大的精神力量。家是爱的聚集地，纵观天下，皆为爱而聚，因无爱而散。“执子之手，与子偕老”的爱情，是幸福家庭的最高期盼。

2．相敬如宾是难得的情怀

人生总归要历经风风雨雨，才能懂得生活的真谛。有不少夫妻错误地认为：“家就是避风港湾，想干什么便干什么，想说什么便说什么，可以随心所欲。”殊不知，这个世界上没有完全契合的伴侣，夫妻间应彼此扶持、彼此宽容、相互感恩。相敬如宾是最难得的一种情怀。只有达到这样一种情怀，夫妻关系才能到达一个极高的境界，婚姻生活也会更加甜蜜。

3. 忍让、付出是经常的插曲

现在的年轻夫妻很多都很自我，不愿意花太多时间去深入了解自己的伴侣，更别说忍耐和付出了。在这个自由的时代，有些人认为，忍耐代表着懦弱与退让。其实，婚姻的本质就是共同忍耐。幸福的婚姻都是忍让与付出的交响曲。两个独立的个体有融合就会有碰撞，发脾气和任性是经常的插曲。在平凡的生活中，慢慢就会积累出婚姻的真相：过日子，宽容会带来好的结果。不要去放大对方的缺点，更要记住对方的优点。生活，终归离不开柴米油盐、穿衣吃饭。爱就是诚意的付出，照顾好对方生活中的一切需求，就是简单而平凡的全部婚姻生活。

珍惜难得幸福的夫妻生活！

八、婆媳矛盾难化解

从古至今，婆媳关系都是一道难题。能把婆媳关系处理好的，少之又少。家家都有本难念的经，最难念的就是婆媳经，理不清，道不明。婆媳关系，处理得好，是家庭之幸；处理得不好，就会搞得鸡犬不宁、家人离心。特别是有了第三代之后，婆媳的碰撞更成为“常态”。

1. 婆媳矛盾成因

婆媳之所以成为永恒的矛盾，根本原因为：①无血缘关系。儿子长大了，要娶媳妇，这是一件大事情。为儿子张罗婚事也是做父母最开心的事。但当媳妇和婆婆住到了一起，两个没有一点血缘关系，也没有感情基础的女人相处在同一屋檐下，便成为家庭矛盾爆发的中心。对于婆婆来说，不舍得放手辛辛苦苦养大的儿子；对于媳妇来说，丈夫是要一起相伴到老的人，也不想让婆婆过多地介入他们的生活。②彼此有私心。婆媳关系很难融洽的主要原因是彼此都有私心，互不相让，都想成为当家做主的人。婆婆想管媳妇，希望对她言听计从；而媳妇总是反驳婆婆，认为与她思想不合。

2. 儿子应怎么做

儿子是个孝子，看不得母亲不开心；又很爱自己的媳妇，看不得媳妇这般委屈；自己夹在中间，成了一块“夹心饼干”，左右为难。其实娶了媳妇之后，他就不再是曾经的他了，而是建立了自己的另一个小家庭，不能像以前一样任性。儿子是一个“中间人”，他的举动成为了一个关键因素。他不能两边传话，特别是“激火”的话；而是应保持平衡，学会调节、“左右逢源”。

3. 婆婆应怎么做

有人说，婆媳是天敌，也不尽然。只是在相处的过程中，婆婆多了一些强势，媳妇少了一些尊敬，她们还没有意识到如何才能融洽地相处。婆婆应做的是：①放手。儿子娶了媳妇之后，做婆婆的如果能放手，过自己的生活，不去干预他们的小家庭，婆媳关系也就不会那么难处。②疼爱。聪明的婆婆知道，疼爱儿媳妇就等于疼爱儿子。小两口要是吵架，帮理不帮亲。这样媳妇会感激，儿子也不会为难，心里自然是开心。

4. 媳妇应怎么做

每一家的情况都不一样：有些人家婆媳相处很融洽，关系很好；还有一些人家整天鸡犬不宁，婆媳矛盾不停。作为媳妇，尽量做到以下几点：①尊重。尊重婆家的每一个人。人生来平等，每个人都值得被尊重。尊重是相互的，只有你发自内心地尊重他们，他们才会从心底里信任你，认可你的存在。你自然也会受到尊重和重视。这样一来，婚姻也会变得越来越幸福。②成熟。成熟的人面对不同的事情都会有自己独特的见解。一个成熟的女人做事情有自己的原则，别人无法打破，也无法干扰。这种原则会受到亲人们的尊重和重视。从她们的为人处世中就可以感觉出来，她们存在着一些难能可贵的优点。

婚姻和谈恋爱不一样，浪漫的爱情终将会被平淡的生活磨平，剩下的只有柴米油盐。婆媳关系自古就难解，媳妇有媳妇的理，婆婆有婆婆的理。只有互相理解加上一些距离，才能更好地互相尊重。

愿天下的婆媳关系能稳定向好！

九、亲子关系最宝贵

亲子关系是世界上最高贵、最令人欣然为之付出的事物，地球上没有任何东西可以与之相比。北京市曾抽样调查了几千名中学生对待父母的态度：其中，只有极少数的孩子表示喜欢自己的父母。这样的反差，令无数父母心惊。是什么把血缘的羁绊变成了负担？

1. 亲子关系紧张的原因

研究发现，最损伤亲子关系的，有这“3 根利刺”：①强势控制。有人说：“中国的父母看似无私，实则最自私。”这种爱就像湿棉袄，穿着沉，脱下来冷。亲子关系就在“控制”和“逃离”的对峙中变得越来越糟糕。心理学家认为，一个身体只能承受一个灵魂，如果父母的控制密不透风，孩子实际上已经精神死亡。没有相互独立的灵魂，父母与孩子无法真正地相爱。②暴力相加。常言道：“棍棒之下出孝子。”然而，事实并不全是这样。有些在父母棍棒下成长的孩子，即使成年后有出息，和父母的关系也是水火不容。③忽视冷漠。众所周知，有些孩子与父母的关系十分冷淡。他的父母在他最需要爱的年纪，却吝于付出。父母的爱几乎缺席了孩子的整个童年。

2. 如何培养良好的亲子关系

（1）不把孩子看成是自己的私有物。有句话这样说:“每一个孩子都是上天赐给父母的礼物。”这句话本身是为了表达孩子会给家庭带来快乐与温暖，却忽视了重要的一点——礼物是属于被赠与者的所属物，但孩子却不是只属于父母的物品。每一个生活在这美丽世界上的个体，都只属于他自己。即使是给予他生命的父母，也不应该将孩子看作是自己的附属品或私有物。只有父母学会把孩子当作一个独立的人来看待，孩子自己才会产生这种意识，并为了自己的人生而不断前进、不断奋斗。

（2）给孩子适当的空间，促使他养成独立自主的人格。在任何一段亲密关系中，适当的空间都是不可或缺的一样东西。作为父母，我们理应尊重孩子的隐私，不强迫孩子将自己生活中的点点滴滴都与我们分享。我们可以试着和孩子站在平等的位置上，像朋友一样聊天，努力将正确的人生观、价值观和世界观传递给孩子。这样日积月累，就可以促使他变得更加独立自主、活得更加精彩。

（3）帮助孩子调节情绪，共同进步、共同成长。每个人都会有情绪不好的时候，在孩子因为依赖父母而处于消极状态中时，父母不应该和孩子一起沉浸在悲伤的情绪中无法自拔。一方面要找专业医生来确定不是心理问题或精神障碍，更重要的是引导孩子找回自己乐观积极的心态。对于一段曾经过度亲密的亲子关系而言，做出改变可能不是一件容易的事情，但是，为了孩子能够更加快乐、独立地追寻自己的梦想，父母应该做出改变。要记住，我们不与孩子共生，但是可以与他共同进步、共同成长。每一位能够将理论转变为现实的父母，都是伟大而无私的。

处理好亲子关系，幸福而欢乐！

十、朋友关系不可少

古人云:“海内存知己，天涯若比邻。”不管我们人在哪里，朋友的牵挂和关心，对我们来说都是极其温暖的。同时，知心朋友作为我们人生中最宝贵的财富，不仅能给我们很多支持和帮助，还在我们心里占据了重要位置，我们甚至可以和朋友无话不说。但是，与朋友的关系再好，下面这三个基本原则，也不能忽视。

1. 不要过分了解对方的私事

虽然说，朋友之间应该无话不谈，但是每个人都有属于自己的小秘密或隐私。即便是有好奇心或者关系再好，只要对方不愿聊这些话题，你就不要过分追问。毕竟每个人都有自己选择的权利，说与不说，并不应该影响你们的友谊。反之，若是你表现得过于感兴趣，或者过分好奇，可能就会引起对方的反感。不该自己知道的事，就不需要去过分地了解。

2. 不能过多地干涉对方的选择

朋友之间相互帮助很正常。遇到任何困难或者难题，对方第一时间能想起你，说明在对方心中你是有地位的。但是一些事情，即使对方求助于你，你也不要过多地干预。最好不要过多干预对方的选择，尤其是一些重要的事情，因为谁也不知道事情未来的发展情况。朋友间可以给出建议，但是不能说得过于绝对，尤其是不能替对方做决定。

3. 要学会适当的拒绝

虽然说关系很要好的朋友，可以“两肋插刀”地帮助对方。但是千万要清楚一点，人是很奇怪的动物，当对一件事有了长久的习惯，如你总是有求必应，那么久而久之，对方就会习以为常，产生理所应当的心理。之后，但凡有一次你不帮他，他就会说你“不够意思，不够朋友”。简单举个例子，如果你每天都给另一个人 100 块钱，可能有一天，你只有 50 块钱，还要自己生活，不能给他，或是有别人给了他 500 块钱，虽然仅有一次，他都会觉得你不够朋友。这世上人心最为难测。适当的拒绝能使友情维持在一个稳定的状态。

朋友关系实际是有距离的！

秘诀十

修炼个人成长

秘诀内核

这本书的目的是为人们提供一个内心强大的途径。终极目标是促进与提高人们的生命素质，使大家活得更活泼、更具生命力。在心理学的研究中，笔者很开心地看到，不少人是真正地在生活，活得精彩、充实、多彩与快乐。但与此同时，笔者亦亲眼看到有些人活得相对痛苦、空虚。事实上，在某种程度上，他们仅仅是“存在”于这世界。若从心理健康的角度，人们看到的，只是他们的躯体而已。以下十项价值观，可作为我们在反思个人生命意义时，一个极具挑战性的参考。

让我们活得活泼且有生命力！

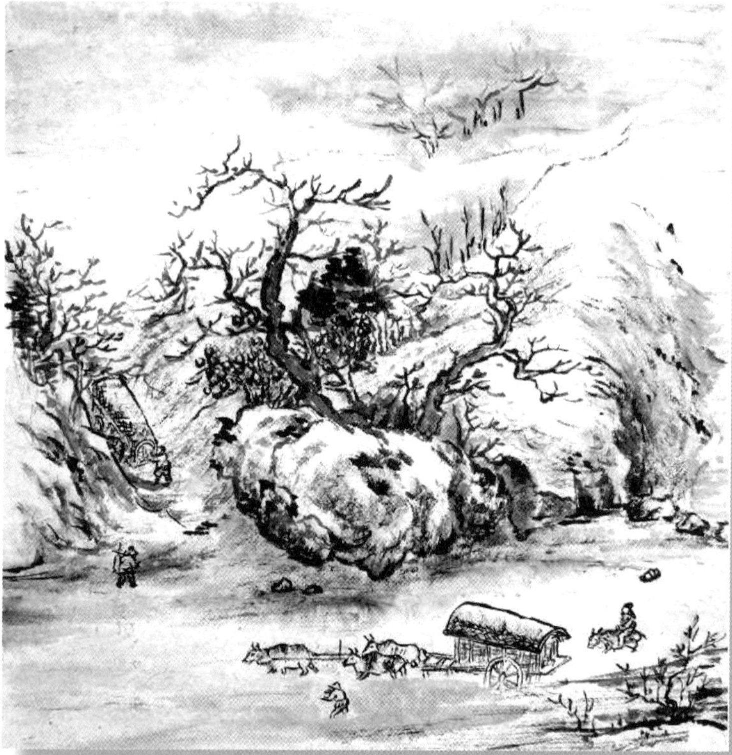

一、自我观：觉察与接纳

许多心理学家提出各种各样的人性观，其中论述最多的是什么是自我。精神分析认为是原我、自我与超我，人本主义认为是自我完善，行为主义认为是自我塑造。但是笔者认为最为根本的自我，应该是觉察与接纳。

觉察是能接触和清楚自我的状态、需要，能感受自身的精神与身体状况；经常愿意反思、深思，具备多种思维与思考的能力。这是一个非常好的状态与习惯。经常把自己与社会、家庭、他人联系起来，发现新知识、新线索、新科学、新信息，不断完善自我，完善自身，调整到人生最为理想的状态。这里也包括使自己长寿的各种方法的学习。与自我觉察相反的是不再与真正的自我接触，不再认识真正的自我，从而产生自我疏离。这是一个很危险的情况，包括精神与躯体状态的自我判断失误。每个人都应特别避免自我疏离。

接纳是指接纳自己、自尊自信，与自己有良好的关系。这样才能接纳、尊重和信赖别人。这是一个非常良好的状态。一个积极的状态，也会给周围的人带来阳光与快乐。相反的是不接纳自己、否定自己、自卑自怜。因此亦不接纳和信任人，悲观多疑、焦躁不安，到了某种程度，可能就转变为精神异常了。

因此我们建议大家做一个练习，写出三个“我”：“现实中的我”“别人眼中的我”“理想中的我”（表 10-1）。看看这三个“我”是什么样子的。你能从这个自我练习中，发现真正的自己，从而反思自己，探究一下自己应该朝着什么方向前进吗？这非常有益，试一试，可能会有特别的收获。

表 10-1　写出三个“我”

现实中的“我”	他人眼中的“我”	理想中的“我”

觉察与接纳是个人成长的第一步！

二、行为观：关心与关爱

笔者认为中华文化强调的兄弟情义——“两肋插刀”的观念还是有些狭隘。本书提出的行为观是对人应“关心与关爱”，这是做人的一个价值观。生活中不应仅为自己，还应心中有他人，应能向他人伸出援手。

1. 什么是关心与关爱

关心他人就是指能与他人发展深入而亲密的关系，力所能及地帮助他人。与它相反的是以个人为中心，生活在单独监禁式的自建围墙世界中，这种封闭是不可取的。关爱的境界更为高尚，指的是在与他人的关系中能产生一种自然自发的爱心，以他人为中心，照顾、体谅，甚至奉献自己。与它相反的则是只想控制别人，寡情薄义；以自我中心为目的，只接受别人的付出。

2. 关心与关爱的思考

关心是一种付出和奉献，它是一种美德，让我们从一点一滴的生活小事做起，学会理解，学会关心，学会做人。“送人玫瑰，手有余香”，这种付出并不求回报；但在经过时间的考验后，它常常会有回馈。

关爱他人的人是最值得被关爱的。关爱让我们体味到人间的温暖，它播种爱心，收获快乐。关爱是世界上最好的礼物。关爱他人就是尊重他人。得到他人的关爱是一种幸福，关爱他人更是一种幸福。关爱别人就是关爱自己，因为只有关爱了别人，在你需要帮助时，他人才会回报你。关爱他人是我们得到别人关爱的前提。

真正的助人者是通过关心、关爱他人提升自我的人格。付出者并不求回报，获得人格完善是最高境界。

伸出我们关心关爱的手吧！

三、内心观：真实与真诚

一个人在他人心目中的形象，与其内心做人的出发点关联很密切。忠诚、老实、为人真实与真诚，不仅会让他人产生好感，更重要的是它是一个人活在世界上的根本。

1. 什么是真实与真诚

真实指可靠、开放、诚实、可信任、表里一致、具有自我归属感。与它相反的是不真实、隐藏自我、虚假而自我矛盾、戴上面具、扮演不同的角色。真诚指心怀善意，从善如流，将心比心，设身处地；它不是简单的同情，而是换位思考，在一个更高的层次上关心他人。与它相反的是虚情假意、装聋作哑，甚至恶意攻击、心怀鬼胎。

这两个名词不复杂，但是真正做起来并不容易。大家在理论上能够理解，但实际操作会有难度。难的是，真诚与真实的前提是一辈子不做坏事，一辈子不走歪门邪道。

2. 真实与真诚的思考

做最真实的自己，才能遇见最希望得到的一切。拥有真实，就舍弃了虚伪；拥有真实，就舍弃了无聊；拥有真实，就舍弃了浮躁。人一定要活得真实，这是一种挑战。虽然拥揽那份真实是非常不易的。

真诚并不是对任何人都表现得实在，如对你的敌人或是对手，就不能表现得真诚。对他们更多地是尔虞我诈与欺骗，而这些并不是我们所追寻的。真诚是我们打开朋友心扉唯一的钥匙。我们渴望能与所爱的朋友心灵接近，而不是让虚伪和戒备化为敌意，蛰伏在心灵的底层。要珍视真诚的品质，因为笔者相信一次真诚的邂逅胜过于千百次虚假的应酬。真诚是朋友能够永远相知的桥梁。真诚是一汪清澈见底的清泉。真诚的人，肯定有一颗透明的心，值得交往和信任。他们常常给人以关爱和帮助，是生活中难能可贵的好友。如果人与人之间都以诚相待，那么世界将会更加美好！真诚，是每个人都需要，也都渴望的。它并不是一件漂亮的外衣，也不是一套随时可以戴上的面具，而是一种相伴终身的人格力量。它能反映一个人的内心世界，能树立一种非常高贵的形象。

真实与真诚是鲜花，让它们陪伴你终身！

四、生活观：独处与宁静

新冠肺炎疫情改变了社会，改变了世界，更改变了我们的生活。“云服务”“云经济”“云学习”“云交流”，完全打破了传统的人际交往与经济模式。在这样的现实面前，往日的喧嚣被安静的独处所取代，宁静也成为了常态。

1. 什么是独处与宁静

在这里要提倡一种新的生活与享受——独处，体验宁静致远之美与乐趣。自然，它并不是指排斥与群体一同享乐、玩耍和庆祝。笔者不是提倡在人生路上步履艰难，在现实生活中迷失方向，在自己选择的无止境的竞赛中彷徨痛苦。

独处与宁静是一种非常好的习惯。不妨在家中花上几分钟，眺望窗外的绿树、蓝天，静静地坐在椅子上，来冥想、思考。有机会也不妨在面向大海前、在树林前、在空旷的田野上，做这样的冥想，大有裨益。运用冥想来保持内心的宁静。当所有的杂念最终沉淀下来的，你就能清楚地看到自己的内心。试一试，会有收获的！

2. 如何理解独处与宁静

幸福其实就是内心的宁静感，宁静到名利不扰，尘世不扰、己心不扰、内心宁静，才能穿透外在的种种繁杂，放下执着，减少障碍，更能有智慧地处理一切。生命的魅力在于静，外表的宁静给人以美，内心的宁静给人以慧。静不是单纯的平静，而是沉淀在灵魂深处的人生智慧，是人生最美的状态。你的内心总有一处宁静的圣地，你可以随时退避并在那里成为真正的自己。只有守住内心的淡定与宁静，才能在茫茫的人生旅程中欣赏到美丽的风景。人生道路上最了不起的修炼，就是在困惑中找回内心的宁静；而努力和坚持也会化作一个一个的契机，不时降临。终有一天，当你转身看着自己一步一个脚印走过的路，你会为自己感到骄傲。无论人生多么起伏，无论命运多么坎坷，它们终将会成为过往，化为内心的淡定与宁静。不要因为外在环境而产生喜乐，若是如此，你永远不会有真正的喜乐；喜乐应该是自己的决定，源自内心宁静的宝座。不产生无谓的想法，不做无谓的事情，始终保持内心的干净与宁静。

善于独处，寻求宁静致远之美！

五、顺势观：自然与自发

应该用什么样的心态去生活，是许多人不断探究的一个问题。关键是两个词——自然与自发。

1. 什么是自然与自发

所谓自然是顺应事物发展的规律，不刻意改变，不蓄意追求。所谓自发是指顺应潮流，能够自表，能自由地去体验和选择生活。我们反对的是生活程式化，被许多“必然”与“应该”所强迫，欠缺个人内在控制，仅依赖外在的评估，受环境与他人影响与摆布，产生无能感，觉得被困、被束缚与受限制。

2. 如何理解自然与自发

所谓自然，是把握了发展大势之后暂时的搁置，是通透了消长生息之后惬意的等待，是经历了潮起潮落、看惯花开花落之后的那份淡泊。所谓自然，是一种更加积极健康的生命状态，是一种科学养生的生存方式。社会要进步，需要大家共同的努力；人要过得好，需要一种无谓的精神；如果人人都能顺其自然，为所当为，大家心里就会少一些不平衡，多一分希望，生活就会多一点阳光，我们的社会自上而下就会更加和谐地发展。

所谓自然，不是丧失了追求和奋斗，而是生命的另一种状态与追求，和奋斗融合得更加紧密；所谓自然，不是不在乎成功的荣耀、失败的苦楚，而是抛弃急功近利和短视眼光，在更高的层次领悟成功与失败转化的契机，收获瓜熟蒂落的果实、畅饮水到渠成的甘泉；所谓自然，是熨帖躁动的生命、抚平焦灼的心动，把身心放归静寂，在静寂中孕育、在默然中积蓄、在冷凝中裂变。每个人都会遇到各种挫折和困难，当你在无所适从、听天由命的时候，与其随便做一个决定，不如选择顺其自然，它也许就是你的一个最佳选择！

自发，是一种平和安然的境遇、平衡融洽的状态、积极健康的氛围、温润和谐的生命力。它蕴藏着事物变迁的力量，涵盖着世界变化的规律，充溢着令人敬畏的神奇与惊险。自发与自然的人生，定是智慧的人生！自发不是得过且过，因循苟且，而是在平和的等待和努力的酝酿中，寻找最圆满的策略！

随时，随性，随遇，随喜，万物生长如此，人生又何尝不是如此呢？不以物喜，不以己悲，保持一种乐观的生活态度，采取一种随遇而安的生活方式，不怨愤，不急躁，不悲观，不慌乱，何乐而不求呢？

我们通常所谓的自然与自发，是一种随意、平淡、无所谓的心理状态。其实，伟大和崇高的奇迹，常常在这种不经意和不在乎的心理状态和生命节奏中铸就。我们不需要刻意去追求一些本不属于自己的东西，不需要违背事物的发展规律去处理一些事情，不需要在不成熟的季节去采摘青涩的果实，不需要让心灵背上沉重的负荷走向漫漫长途。不要苛求自己，不必苛责他人，只要努力了，也就安心了。

世上没有那么多“因果动机”，没有那么多的“早知现在何必当初”，少点“假如”，多点“自然与自发”，一切都安定了。有些时候有些目标确实需要“冲刺”，但不可能总是如此。更多的事情、更多的时候是急不得的，需要积累和自然、自发。风雨过后才有彩虹，惊涛骇浪总会过去。不执着于现在一时的困境，保持一份乐观。

顺势而为的心态最为重要！

六、工作观：创新与冒险

人们要工作得有幸福感，就是要在工作中做值得做的事——开创性的工作，以前没有做过的事。有人说，是不是领袖阶层、大企业家才需要这样？实则不然，人人都需要。这还是人的本能，更是我们对幸福的追求使然。

1. 什么是创新与冒险

创新就意味着有开放的心灵，具有批判和改革能力。有创新意识的人不拘泥于传统，对事物有新鲜、天真、直接和独特的看法，亦可做出适当的自表，因此可以促进与提升个人与社群的素质。与之相反的是生活因循苟且，劳碌愁烦，死板呆滞，单调乏味；一直随波逐流，却只会怨天尤人。冒险指生活具有探险精神，有勇气去面对挑战，尝试新事物和新体验，不断开拓生命。与之相反的是小心翼翼，步步为营，固守于无意义、无价值的“稳定”与“习惯”，生活在自己的“盒子”中，致力于保持安全。

2. 如何理解创新与冒险

创新构想是人类智慧中最美丽的花朵。创新的基本原则是负责任、肯学习、勤动手、不怕错，守纪律、重团结。创新是古老大海上的一叶方舟，崭新的风帆扬起一片新的源泉；创新是绿茵草地里的一朵花朵，嫣红的花蕾绽放一抹新的希望；创新是苍苍蓝天中的一个太阳，灿烂的光辉闪耀一道新的永恒。创新需要智慧，创新需要头脑，创新需要灵感。创新是石，擦出星星之火；创新是火，点燃希望之灯；创新是灯，照亮前进之路；创新是思路，引导我们前行。如果说创新是一棵常青树，那么，浇灌它的必定是出自心田的清泉；如果说创新是一朵开不败的鲜花，那么，照耀它的必定是从心中升起的太阳。多少笑声都是创新唤起的，多少眼泪都是创新指干的。创新的港湾温情脉脉，创新的清风灌满征帆。创新不是感情的投资，它不需要股息和分红。创新是用意志的血滴和拼搏的汗水酿成的琼浆——历久弥香，创新是用不凋的希望和不灭的向往编织的彩虹——绚丽辉煌，创新是用永恒的执着和顽强的韧劲筑起的一道铜墙铁壁——固若金汤。

冒险，属于具备远大志向和一往无前的勇气的人。他们知道从未知到已知一定需要冒险这个过程。冒险需要无私无畏的精神。它是为全人类的未来去努力、去探索。冒险的意义不在于取得胜利，它本身就是有价值的。成也英雄，败也英雄，这才是冒险真正的意义。

创新与冒险是一个民族进步的灵魂，是国家兴旺发达的不竭动力。我们要拥有创新的理念，冒险的精神，才能谱写21世纪的新篇章！

创新与冒险铸就辉煌！

七、时间观：此时此地

一个人活着，最为关键的是活在当下，也就是活在此时此地，这是一个重要的时间观念。心理学家非常看好这个观点，以至于完形心理治疗把这个观点作为其改变人们不良心态的"杀手锏"，即将它作为强调的一个治疗原则和手段。之所以把这个观点作为一个秘诀，是因为它有非常值得我们回味与反思的意义。在一个既漫长又短暂的人生旅途上，把握这样一个重要观点能让我们每一个人活出幸福、活出精彩。

1. 什么是此时此地

指心平气和地告别过去，只争朝夕地活在当下，淡定从容地迎接未来，用自己的过去和对将来的展望令自己更趋丰满。这个观点所反对的是“存在”于回忆和对将来的幻想中，没有此时、此地的积极生活。

2. 对此时此地的理解

“苦”才是人生，“痛”才是经历，“累”才是工作，“变”才是命运，“忍”才是历练，“容”才是智慧，“静”才是修养，“舍”才是得到，“做”才是拥有。将来不迎，过往不恋，当下的每一个瞬间，都是生命的唯一瞬间。活好了当下，就活好了一生。

人这一生无法重来，所有的一切生不带来，死不带去。我们不是救世主，改变不了别人；要走的人留不住，装睡的人叫不醒，不喜欢自己的人感动不了。活在此时此地，每一种蹉跎都可能是无法挽回的错过。人生苦短而无常。

人生不会太圆满，要摆正心态面对酸甜苦辣。人生是一场醒悟，不要昨天，不要明天，只要今天。人生是一种态度，心静自然天地宽。不一样的你我，不一样的心态，会拥有不一样的人生。

年轻时，时间只有现在和不断被现在吞噬的未来；年老的时候，时间只有过去和不断被过去吞噬的现在。如果想征服生命中的焦虑，要活在当下，活在每一个呼吸里，珍惜眼前人和眼前事。快乐就是不问过去，也不想未来。幸福就是活在当下，专注于当下，用心于当下。常怀感恩之心，时刻感谢这一刻我还面朝阳光！在每个清晨提醒自己："活在当下，别在怀念过去或憧憬未来中浪费掉今天的生活。"活在当下与思考未来并不冲突，只有想得够远，才能活得够好。明天和意外永远不知道哪一个会更早到来。

世事无常，人心更是复杂。活在此时此地，是一种心灵的净化与升华，是一个在一秒钟就能改变自己的智慧。是告诉我们要直面自己，直面生活，直面任何挑战！

有喜有悲才是人生，有苦有甜才是生活。疫情平稳后，我们又变回忙忙碌碌的样子，继续起早挤地铁，为午饭吃什么而烦恼，加班奋战在灯火通明的写字楼。但这段不平凡的日子也让我们明白，人生没有永远，来日并不方长。没有哪个寒冬不可逾越，也没有哪个春天不会来临。拿得起，放得下，人生得失很正常；站得高，望得远，是非恩怨莫挂怀；想得开，看得透，生活困惑自然开。

看山神静，观海心阔。此时此地，知足常乐！

八、性格观：谨慎与尽责

最近，一本《人格决定寿命》的书探究了长寿与性格的关系，作者经过几十年的追踪调查，得出的结论是："性格谨慎与尽责的人，将能享受悠长的人生！"这也是我们在这里向大家隆重推荐的幸福秘方——谨慎与尽责。

1. 什么是谨慎与尽责

其含义是负责任地面对和应付环境中的事物和挑战，谨慎地处理生活中的各种挫折与困难。与它相反的性格是备受环境和事物的影响。遇事责备他人，推卸责任。有一个研究持续了很长的时间，统计了长寿的人们的心理状态，最后给出了他们都是比较谨慎的人的结论。听起来并不复杂，也没有什么奥妙，就是生活中的常态，难的是永远照此方法去做；但是它极其重要、极其有用。矢志不渝，就会有收获！

2. 如何理解与践行谨慎与尽责

谨慎的人很少出差错，靠谨慎更能制胜。谨慎的勤奋能带来好运。

谨慎往往比大胆要有力量得多。人生十字路口是一道选择题，谨慎选择才能确保方向正确，糊涂选择就易步入歧途，放弃选择就会迷失方向。人们唯一的防御力量就是谨慎。"富贵如传舍，惟谨慎可得久居"。天才不是别的，而是辛劳加上谨慎的勤奋带来的好运。机运永远站在谨慎者一边。一钱谨慎胜过一磅智慧。谨慎是人们所赞扬的美德，却也为人们所忽略。

我们要谨于言而慎于行。事前的谨慎包含着事后的宽恕。事前的谨慎胜于事后的追究。如果你希望成功，当以恒心为良友，以经验为参谋，以谨慎为兄弟，以希望为哨兵。

慎在于畏小，智在于治大。不要以不信任的眼光看待所有人，但要谨慎而坚定。小事糊涂，大事明白。度量大一些，风格高一些，看得远一些，想得宽一些，做到“诸葛一生唯谨慎，吕端大事不糊涂”。真诚是玻璃，谨慎是钻石。谨慎和自制是智慧的源泉。

尽责是快乐而有责任地工作。敢于承担责任的人会产生大智慧，不负责任的人会产生阴谋诡计。生命如果与时代崇高的责任联系在一起，你就会感到它永垂不朽。尽责是金，当你拥有它时，你的心也会变得如金般明亮；尽责是太阳，当你抬头仰望蓝天时，它便在你心中常驻；尽责是山，当你站在山麓下，心中想着山顶的景色时，它便可以包容一切。随着人生历程的改变和时间的推移，责任无时无刻不在变化，所以要保持一个清新的头脑，冷静地去对待周围的一切变化。我们对自己的人生，也应尽到应尽的责任，别荒废年华，让它白白流逝。让尽责之花，永远开在我们心中。

蓝天对白云的包容是一种责任，大海对鱼儿的哺育是一种责任，太阳对万物的恩赐是一种责任，荷叶对荷花的呵护也是一种责任。尽责能使我们跌宕到低谷，也能是我们走到人生高峰。尽到应尽的责任，人生便会闪烁发光，因为它经过美好、纯洁的心灵的涤荡，才会璀璨耀眼。

每个人都被生命询问，而他只有用尽责地生活才能答复生命。因此，“尽责”是人类存在最重要的本质。

谨慎与尽责不是一个甜美的字眼，而是具有岩石般的冷峻。当一个人真正成为社会一分子的时候，谨慎与尽责作为一份厚重的礼物，不知不觉地落到了他的肩上。

谨慎与尽责地生活，让我们健康长寿！

九、自然观：走进大自然

一个人的生命很有限，如何在有限的生命中获得最大的灵感与收获？这个问题的答案总是离不开大自然。人应从大自然中获得体验，获得发现。

1. 什么是走进大自然

走进大自然就是与人类的根源有接触：走进绿水青山，与大海拥抱，与森林接吻，与大山走进，与田园亲昵，从而获取感应和体验。相反的是孤立自己、封闭自己，感到自己是“宇宙中的孤儿”，无所归属、孤独与苍凉。

2. 为什么要走进大自然

走进大自然，贴近大自然，尽享大自然。给生活一份从容，给岁月一份清浅，给生命一份淡然。

走向大自然，享受其独特的风采。大自然有着险峻的高山、辽阔的原野、大海的汹涌，小溪的优雅。虽没有人间的热闹，却有你所期待的平静。在大自然中，你可以欣赏到蓝天的深邃、白云的飘逸、小草的翠绿、果菜的芬芳、蝴蝶的婀娜、蜜蜂的辛勤。

走进美景如画的大自然，你会把自己的身心整个融入其中，用心去聆听大自然的声音，那是动听的回响、美妙的旋律，为我们人类谱写的一首首新的乐章。

走进辽阔宁静的大自然，你会尽情地舒展你迷人的欢笑，敞开心胸拥抱宽广的原野，用动听的乐音赞赏它们的美丽，用灵巧的小手绘画出它们的完美组合。在这里，让你的思想无束缚地飞扬，让你的心在高空放飞，让你的心灵在这无尘染的环境中净化，让你自己完完全全地融入美景中。

走进大自然，用最纯真的心灵去聆听大自然。让心灵贴近自然，让心灵归于平静，让心灵得到洗礼，在游走中放飞你遥远而美丽的梦想。多到大自然走一走，会让你心静如水。

大自然的美，在于每一滴水、每一棵树、每一朵花、每一株小草和每一块石头，感悟她那微弱而坚强的精神；大自然的美在于四季，感悟生命的变换。

走进大自然，就像是走进了一个绚丽多彩的世界。她多姿多彩、色彩斑斓。她是那样美妙，那样和谐，那样壮丽，又是那样可爱！

走进大自然，你可以登上高高的山冈，找一片空地躺下，对着蓝天吸吮着它的深邃，它的一尘不染的芳馥。闭上双眼，嘴里潇洒地衔着一片被季节遗弃的枫叶，任微笑的阳光拂过，拂过那没有一丝皱皱的心田。清风吹拂，摇曳大自然的风铃；黄莺歌咏，鸣啭着大自然的心音。在这“鸟鸣山更幽”的诗境中，你是唯一的主人。

走进大自然，去享受一切生命的摇篮。蓝天白云、青山绿水、巨石深洞、幽谷鸟鸣。一切是那样的平凡，一切又是那样的朴素，毫不精雕细琢，一股股情感油然而生。

走进大自然，享受一切美好！

十、人生观：重视与珍惜

在历史的长河中，人的一生显得如此渺小。在我们与时间的搏斗中，最首要的是保持重视与珍惜的态度。

1. 什么是重视与珍惜

它是指认识人生是一个持续不断的过程，通过反思来发现自己、面对自己，在生活中取得突破、改进、更新；在珍惜中，向更能善用自我潜能和个人统合的成长方向迈进。相反的是逃避与虚耗生命、怯懦无能、得过且过、浑噩拖延地不愿面对自己与人生，未能发展个人潜能，生命停滞不前，甚至出现倒退。

2. 如何理解重视与珍惜

重视、珍惜是幸福的同义词。经历过饥饿的人会懂得珍惜温饱，经历过束缚的人会懂得珍惜自由，经历过痛苦的人会懂得珍惜快乐，经历过失去的人会懂得珍惜现在。幸福不是靠争抢的，是珍惜你所拥有的，只有学会珍惜，在失去时才能少些遗憾。

重视、珍惜身边一切美好的事物！生活不是电影，错过了就是失去了，不可能像电影里一样有重来一次的机会。或许一次错过就会让我们悔恨终身。重视拥有的，不要忘记；属于自己的，不要放弃；已经失去的，留作回忆。

重视使命，珍惜历史，不忘初心。不要忘记自己走过的路，那些洒着汗珠、闪着光彩的路，那些惊心动魄、披荆斩棘的路，那些崎岖不平、备尝艰辛的路，那些浸透泪水、充满痛苦的路……走过的路是自己最宝贵的时光，也是最宝贵的财富。珍惜历史、重视曾经走过的道路，才能看清未来之路。

人生在世不易。懂得珍惜该珍惜的一切，懂得放弃该放弃的一切，懂得重视该重视的一切，懂得享受该享受的一切。让自己这辈子过得充实、快乐、健康。懂得知足，找到快乐；懂得放弃，找到轻松；懂得珍惜，找到幸福；懂得重视和关怀，找到朋友。

当我们懂得珍惜时，行动的勇气便也同时出现了。不忍心踩踏一花一草是珍惜，捧着心上人的脸说爱是珍惜，握住亲人的手是珍惜，提醒他人重视安全是珍惜。为爱而勇于付出一切，为和平和正义而不惜血肉之躯，为祖国的未来放弃眼前的幸福生活，这些都是珍惜。

懂得重视的人，找到的是感觉；懂得珍惜的人，找到的是快乐。

祝愿大家：珍惜人生、奔向幸福！

参考书目

[1] 郑晓华．大学书法．北京：中国人民大学出版社，2018．

[2] 姜正成．翰墨飘香：一本书读懂中国书法．北京：中国财富出版社，2016．

[3] 李辉．书法心理．郑州：大象出版社，2009．

[4] 张力为,毛志雄．运动心理学．2版．北京:高等教育出版社，2018．

[5] Damon Burton，Thomas Raedeke．教练员必备的运动心理学实践指南．陈柳，译．北京：人民邮电出版社，2017．

[6] 刘同众．看图学打乒乓球．合肥：安徽科学技术出版社，2017．

[7] 陈利和．一学就会的100个乒乓球实战技巧．2版．北京：化学工业出版社，2018．

[8] 那铎，灌木体育编辑组．看图学打乒乓球．北京：人民邮电出版社，2016．

[9] 贾纯良，穆亚楠．乒乓球快速入门与实战技术．成都：成都

时代出版社，2014.
[10] 王艳. 乒乓球. 北京：科学出版社，2017.
[11] “中国性科学百科全书”编辑委员会，中国大百科全书出版社科技编辑部. 中国性科学百科全书. 北京：中国大百科全书出版社，1998.